성형외과와 치과 전문의를 위한

실전 두부 방사선계측 분석

Clinical Cephalometry in Plastic Surgery ——— 박 상 훈 지음

군자출판사

실전 두부 방사선계측 분석
Clinical Cephalometry in Plastic Surgery

첫째판 1쇄 인쇄 | 2005년 1월 3일
첫째판 1쇄 발행 | 2005년 1월 10일

지 은 이   박상훈
발 행 인   장주연
편집디자인   최근이
표지디자인   고경선
발 행 처   군자출판사
등   록   제 4-139호(1991. 6. 24)

본   사   (110-717) 서울특별시 종로구 인의동 112-1 동원회관 BD 3층
            Tel. (02) 762-9194/5   Fax. (02) 764-0209
대 구 지 점   Tel. (053) 428-2748   Fax. (053) 428-2749
부 산 지 점   Tel. (051) 893-8989   Fax. (051) 893-8986

www.koonja.co.kr

* 파본은 교환하여 드립니다.
* 검인은 저자와의 합의 하에 생략합니다.

ISBN 89-7089-529-9

정가 70,000원

실전 두부 방사선계측 분석

Clinical Cephalometry in Plastic Surgery

박상훈

박상훈성형외과 원장

1988년 서울대학교 의과대학 졸업
1996년 서울대학교병원 성형외과 레지던트 수료
1996년 서울대학교 의과대학원 석사
2002년 서울대학교 의과대학원 박사

1996-2004년 서울아산병원 울산대학교 의과대학 전임강사, 조교수, 부교수
2001년 뉴욕대학교 교환교수

대한성형외과 학회 평의원/회원
대한성형외과학회지 심사위원
대한두개안면성형외과학회 회원
대한두개안면성형외과학회지 심사위원
대한미용수술학회 회원

주소 : 서울시 강남구 신사동 582-9 클리닉나인빌딩 박상훈성형외과
Homepage : www.ulgul.co.kr
E-mail : spark@ulgul.co.kr

기고자 명단

박인권 (Park In Kwon)

이지 치과 원장

강남구 신사동 606-12

pikortho@chollian.net

정지혁 (Chung Ji Hyuk)

갸름한 성형외과 원장

서초구 서초동 1318-1

griffin7@unitel.co.kr

정영원 (Chung Young Won)

울산대학교 병원 성형외과 과장

울산시 동구 전하동 290-3

대한성형 악교정수술연구회 (Plastic Surgery Orthognathic Initiative)

축사

　성형외과 분야에서 학문과 진료의 발달은 눈부신 속도로 진행되고 있으며 다른 분야의 전문적인 지식이나 학문의 도입도 활발합니다. 두개안면방사선 계측 분석은 치과분야에서 발달된 학문이지만 이제 성형외과 분야에서 두개안면 수술의 발달에 따라 성형외과에 도입되어 그 이용이 늘어나고 있는 추세이지만 아직까지 널리 보급되지 못한 실정입니다.

　이러한 의미에서 서울아산병원의 교수로 재직했던 박상훈교수가 성형외과 의사를 위한 이 분야의 새로운 입문서를 낸 것은 성형외과의 발전을 위해서도 매우 뜻 깊은 일이라고 생각됩니다. 특히 치과영역에서도 이제 발전 단계인 정면 계측 분석이나 연부조직 분석의 경우에는 성형외과적으로 유리한 점이 많아 많은 관심이 요구되고 발전이 가능한 분야라고 생각됩니다.

　앞으로도 진료와 학문적인 면에서 계속적인 정진과 분발을 기대합니다.

서울대학교병원 성형외과 교수 이윤호

李允浩

축사

악교정수술 혹은 악안면성형은 그저 성형외과의 한 영역이 아니고 매우 중요한 부분입니다. 그 이유는 첫째로, 이 분야는 그저 미용적인 목적에서만이 아니고 선천성 얼굴 기형의 치료에서 꼭 필요하고, 둘째로, 안면윤곽성형을 제대로 이해하고 또 시행하기 위해 성형외과 의사들이 반드시 알아야 하는 영역이며, 셋째로, 우리의 고객에게 올바른 얼굴의 형태에 관해 조언하고 또 이를 수술적으로 치료하기 위해 매우 중요한 학문이기 때문입니다.

그러나, 이 학문을 접근하는 데에 있어서, 좋은 교재가 별로 없다는 것이 흔히 걸림돌이 되곤 합니다. 실은 좋은 교재가 많이 있기는 합니다만, 주로 치과쪽에서 출판되어 접근성이 떨어진다고 하는 편이 더 옳겠습니다. 이유가 어찌 되었든, 젊은 성형외과 의사들이 이 분야에 학문적인 접근을 하는 것이 쉽지 않은 것이 사실입니다.

이런 상황에서 박상훈 교수가 뜻을 세워, 그 첫 사업으로 성형외과 전공의 및 전문의를 위한 cephalometry의 이해에 관한 매뉴얼을 제작하게 된 것은 아주 뜻있는 일이라 하겠습니다. 이 책에서 다루고 있는 범위는 그리 넓지 않습니다. 오히려 너무 범위가 넓으면 처음 악교정수술을 공부하는 데에 오히려 방해가 된다는 판단에서였습니다. 가장 기본적인 cephalometry에 대한 이해를 위해 이 책이 만들어졌습니다.

Cephalometry에 대한 연구는 아직도 진행되고 있으며, 학자들마다 서로 견해들이 조금씩 다릅니다. 앞으로 cephalometry는, 첫째, 어떤 것을 기준점(또는 기준선)으로 보는 것이 가장 좋은가, 둘째, 뼈의 변화가 연조직에 어떤 영향으로 나타나는가, 셋째, cephalometry를 실제에 어떻게 잘 적용할 것인가 하는 쪽으로 주로 연구될 것으로 생각됩니다. 여기에 하나 더하여, 디지털 이미지와 데이터를 활용하여 보다 합리적이고 과학적인 술전 판단을 하는 것을 목표로 하고 있습니다.

그러나 또 다른 한편으로, 성형외과 의사가 고객과 상담을 하면서 진찰을 통하여 환자의 문제점을 제대로 찾아내는 것 또한 매우 중요한 일입니다. cephalometry에 대해 공부를 하면서 이런 중요한 점들을 찾아내실 수 있기를 바랍니다.

대한 성형악교정수술 연구회

머리말

얼굴뼈 수술은 다른 연부조직의 수술보다도 훨씬 과학적인 분석과 예측이 가능한 분야입니다. 얼굴분석 시에 개인적인 경험이나 사진 분석법 등을 사용할 수 있지만 정확한 분석과 만족스러운 결과를 위해서는 두개안면계측분석의 필요성이 강조되고 있는 실정입니다. 두개안면계측분석은 두개안면방사선 사진을 이용하여 안면 골의 형태, 비율, 성장을 파악하고 이를 근거로 하여 수술 계획을 세우는데 필수적인 도구이지만 전통적으로 치과영역에서 안면골 및 치아의 관계를 파악하는데 주로 사용되어왔습니다. 최근 악안면수술의 발달로 인하여 악안면골 수술, 선천성 안면 기형 환자의 수술 등에서 점차 널리 이용되게 되었고 최근에는 안면윤곽수술, 양악치조성형술 등의 미용, 성형적인 수술에서도 필요성이 제기되었지만 실제로 성형외과 환자에 적용하기 위한 분석법의 개발이나 연구도 없었으며 이를 위한 체계적인 교육도 전무한 상태였습니다.

처음 이 책을 쓰게 된 직접적인 동기는 저와 함께 일하는 성형외과 레지던트 선생님들에 대한 교육의 필요성이었습니다. 매년 같은 내용을 반복해서 가르쳐서 환자를 보는데 도움이 필요했기 때문에 적당한 매뉴얼이 필요하다고 생각되었습니다. 두개안면분석법에 대한 많은 교과서가 있지만 그 대상이 치과 선생님들을 위한 것이다 보니 기본적인 접근이 어려운 실정이었고 내용도 치아에 대한 내용 등으로 우리 실정에 맞지 않는 경우가 많았습니다. 저 자신도 두개안면방사선 사진을 처음 보았을 때의 막막함과 치과교과서를 뒤지던 시절의 허탈함을 잘 기억하고 있고 따라서 성형외과 의사나 비-치과 전문의를 위한 두개안면계측 분석 안내서가 필요하다고 느끼고 있었습니다.

이 책의 목적은 실제적으로 환자를 보는 환경에서 쉽고 빠른 시간 내에 두부방사선계측사진에서 우리에게 필요한 정보를 얻어내는 것입니다. 따라서 근본적인 원리나 역사적인 면보다는 실제로 필요한 사항만을 간단 명료하게 전달하고 응용할 수 있도록 하였습니다. 전체는 측면, 정면, 연부조직의 두부방사선계측의 3부로 구성하였고 각 부마다 두부방사선 계측사진의 투사, 계측, 분석, 응용의 순서로 구성하였으며 각 장의 길이를 하나의 저널 길이로 줄여서 짧은 시간에도 읽기 쉽고 내용의 전달이 용이하게 하였으며 응용부분에서 실제 환자의 예에 적용하여 다음 단계에서 본인이 직접 응용할 수 있도록 하였습니다.

정면두부방사선 계측의 경우에는 치과영역에서 이용이 극히 제한적이었지만 안면윤곽술 등의 성형외과 분야에서 앞으로 많은 이용이 예상되는 분야입니다. 저자들의 경험을 바탕으로 현재까지 정리된 지식들을 정리하여 보았으며 앞으로 성형외과 분야에서 치과보다도 오히려 더욱 발전 시킬 여지가 남아있는 분야로 생각됩니다.

또한 이 책에서는 최근 소개된 연부조직두부방사선계측을 처음으로 소개하고 있는데 이것은 측면두부방사선계측의 한계와 문제점을 보완하는 극히 최근의 중요한 발전이라고 생각되는 분야로 특히 성형외과 환자의 경우 결과적으로 환자에게 보이는 것이 연부조직의 변화에 의한 것임을 감안하면 직접 안면수술을 하는 의사들에게 그 필요성과 중요성에 대해서 아무리 강조하여도 지나치지 않는다고 할 수 있습니다.

저 자신의 체계적인 지식의 한계와 치과적인 지식들을 새롭게 성형외과적으로 적용하는데 어려움도 있어서 많이 망설여지고 주저되는 것이 사실이지만 작은 시작이 큰 열매를 맺을 수 있다는 믿음으로 성형외과 분야에서 체계적인 안면분석의 작은 시작을 연다는 마음가짐으로 출판을 결정하게 되었습니다. 두부방사선계측의 소개서로서 그리고 진료의 매뉴얼로서 실제적인 진료에 도움이 되길 바라는 마음입니다.

많은 도움말과 깨우침을 주신 교수님들, 교정과 선생님들과 기고자 여러분들 덕분에 이 책이 완성될 수 있었습니다. 교수직에 있던 1년 전부터 준비되었던 원고 작업에서 수고를 해준 서울아산병원의 심현주양과 박상훈성형외과, 서울성형외과 직원들에게 감사를 드리며 오랜 준비기간에도 꾸준히 도움을 주신 군자출판사 장주연 사장님과 직접 작업을 해준 직원들에게도 감사를 드립니다.

부모님과 사랑하는 나의 가족, 민자, 중현, 지현에게 이 책을 바칩니다.

2004년 10월

목차

제1부 서론

1. 두부방사선계측의 소개

　사람의 두부와 안면에 대한 연구는 이미 오래 전부터 인류학, 해부학 등에서 시작되어 왔는데 의학적 영역에서는 Roentgen에 의해 방사선이 발견된 이후 Broadbent등에 의해서 최초로 표준화된 두부규격 방사선 기법이 도입되었다. 두부방사선 분석은 그 후에 치과 영역에서 주로 발전되어 안면골 및 치아의 형태분석 및 성장 분석에 사용되어왔다. 성형외과 영역에서 Tessier에 의해 두개안면 수술이 시작되고 이를 위해 좀더 정확하고 재현성 있는 검사법이 필요하여 두개안면방사선사진계측이 도입되었으며 근래에 들어와 안면골 수술의 보편화에 따라 그 필요성이 증가하고 있는 실정이다.

　현재 측면두부방사선 계측 및 분석은 교합 및 두부골의 형태학적인 양상을 분석하고 이상 원인을 규명하며 치료 계획을 수립하고 결과를 판단하는데 절대적인 도움을 준다. 하지만 교합과 안모와의 상관 관계, 정상치 표본의 남녀, 인종적 분포 등에 대한 문제점과 함께 연부조직의 상태를 정확히 반영하지 못하는 문제점이 있어 최근에는 연부조직 두부방사선계측의 중요성이 강조되고 있는 실정이다. 또 정면두부방사선계측(frontal cephalometry) 및 이하두정부방사선계측(submentovertex cephalometry)은 최근에 여러가지 문제점 들을 해결하여 안면 비대칭 등의 영역에서 점차 그 이용이 증가되고 있는 실정이다.

　두부방사선계측법은 3차원적인 물체를 2차원적으로 분석하는 데에 따른 태생적인 오류뿐 아니라 방사선 촬영, 정상치의 문제, 분석 방법의 문제 등으로 오차가 발생할 수 있다. 따라서 이러한 오차를 줄이려는 노력이 수행되어야 하는데 예를 들어 방사선 사진 촬영 시 실측 점에 자를 사용하여 영상 확대에 의한 오차를 보상해 주어야 하며 촬영 시 환자의 자세를 일정하게 하려는 노력이 있어야 한다. 또한 단일 분석법만을 사용하기 보다는 2개 이상의 분석법을 함께 이용하는 것이 바람직하며 실제 이학적 검사, 사진, 치아 모델 등 임상적인 자료와 함께 분석되어야 한다.

　현재 두부방사선계측의 여러 가지 오차와 한계를 극복하기 위해 많은 노력이 진행되고 있으며 새로운 분석 방법의 개발과 함께 CT data를 이용한 3차원 cephalometry등 보다 정확한 분석법이 개발되면 환자의 진단과 치료계획 수립에 더 많은 도움을 줄 수 있을 것으로 생각된다.

2. 두부방사선계측의 투사

I. Gold landmark 표시 위치

soft tissue의 위치를 보다 정확히 파악하기 위해 방사선사진촬영전에 피부에 gold landmark를 부착한다.

1. Soft tissue orbital rim(OR')—pupil 아래 orbital rim의 가운데
2. Soft tissue cheek bone(CB')—malar eminence & lateral canthus에서 내려오는 vertical line 위의 점
3. Soft tissue subpupil(SP')—orbital rim에서 수직선상으로 alar base까지 내린 선의 가운데
4. Soft tissue alar base(AB)—alar base의 최심점
5. Neck throat point(NTP)—chin에서 neck으로의 이행부

〈Left face〉

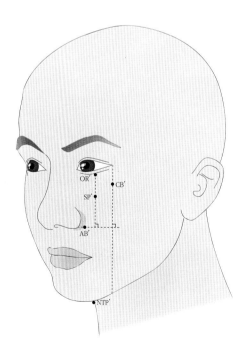

II. 투사를 위한 준비물

1. 아세테이트 재질의 투사지
2. 샤프펜슬
3. 평행선을 그을 수 있는 자
4. 180도까지 측정 가능한 각도기
5. 고정용 테이프
6. 판독대
7. 지우개

III. 투사를 위한 전반적인 고려사항

1. 환자의 얼굴이 우측을 향하게 사진을 고정한다.
2. 판독대에 방사선사진의 네 귀퉁이를 테이프로 고정한다.
3. 가느다란 흑색펜으로 방사선사진에 십자 표시를 한다.
   ; 나중에 재투사하거나 사진과 아세테이트 투사지가 변위되었을 때 투사지를 재위치시키기가 용
     이하다.
4. 투사지의 매끈한 면이 방사선사진에 마주되게 위치시키고 테이프로 고정한다.
5. 투사지에도 십자 표시를 한다.
6. 환자의 이름, 등록번호, 나이, 사진 촬영 날짜를 기록한다.
7. 투사 시 환자의 사진과 치아 모델을 함께 참조하면서 투사하면 도움이 된다.
8. 정확하지 않은 투사는 오히려 결과를 왜곡하며 선입견으로 작용할 수 있으므로 자신이 없는 경우
   에는 점선 등으로 표시하는 것이 바람직하다.

IV. 컴퓨터를 이용한 투사

1. 최근 다양한 컴퓨터 소프트웨어의 개발로 컴퓨터를 이용한 두부방사선계측분석이 보편화 되었는
   데 맥킨토시 플랫폼의 QuickCeph가 대표적이며 windows 플랫폼에서는 Dentofacial planner외
   에도 Vceph(CyberMed Inc.)라는 국내 제품도 개발되었으며 최근에는 연부조직의 변화를 함께

고려해주는 Dolphin 등의 제품도 소개되었다. 이러한 프로그램을 이용하면 방사선사진의 투사 및 보관 과정에서 여러가지 수고를 덜 수 있고 컴퓨터에서 추가적인 도구를 제공하여 사진과의 중첩, 수술 후 모습의 예측 등도 가능하다. 그러나 경험이 적은 사람이 사용하는 경우 오차의 범위가 늘어나는 부작용이 있으므로 주의하여야 한다.

2. 투사 시에는 투사하고자 하는 음영이 적당하게 스캔되도록 조절하여야 한다.

3. 실측치와 컴퓨터 계측치가 일치하도록 스케일을 미리 조정하여야 한다.

4. 일반적으로는 마우스를 이용하여 투사하는데 정확한 투사가 필요하다면 테블렛을 준비하는 것이 바람직하다.

5. 각각의 소프트웨어에 따라 이용법 및 특징이 다르므로 이를 숙지하여야 한다. 특히 외국의 소프트웨어인 경우인 서양인의 정상치가 입력되어 있으며 국내의 소프트웨어인 경우 정상치를 구하기 어려운 문제 등이 있으므로 적절한 정상치를 이용한 것인지 확인하여야 한다.

■ 참고문헌

1. 백형선, 박영철, 손병화, 유영규. 최신두부방상선계측분석학. 지성출판사. 1999.

2. Jacobson, A. radiographic cephalometry. Quintessence Publishing Co. Inc. 1995.

제2부 측면두부방사선계측

3. 측면두부방사선사진의 계측점과 계측

3차원적 구조인 두개골의 여러 landmark를 2차원인 방사선 사진에서 100% 인식한다는 것은 매우 어려운 일이다. 특히 많은 구조물이 중첩되고 양측성이 구조물이 많으며 머리 위치의 재현성이 떨어지는 경우 측면두부방사선의 계측에 어려움이 따르게 된다. 특히 초보자의 경우 과연 내가 표시한 점이 정확한 지 끊임없이 불안한 것이 당연하다. 따라서 측면두부방사선사진의 계측 시 이러한 점을 고려하여 일관된 기준을 이용하여야 한다. 계측의 경험이 늘어남에 따라 보이지 않던 선들이 보이기 시작하고 계측점의 의미를 알게되면 계측의 정확성과 의미가 향상되게 된다. 만약 좌우측 두가지 상이 중첩되어 보이면 중간을 선택한다.

I. 계측점

1. Nasion(N)−frontonasal suture의 최전방점(nasal bone에서 frontal bone으로 이행하는 부위), nasal bone의 outline 삼각형을 그리고 윗 꼭지점을 그린다. (가장 많이 들어간 점이 아니다.) frontal sinus 하방

2. Sella(S)−뇌하수체와의 중심 clinoid proc는 제외하고 lower part를 포함한 전체의 space의 중간점에 그린다. 뇌하수체를 원으로 그린 뒤 중심점을 잡는 방법도 있다. Nasion와 Sella는 lateral cephalometry의 가장 기본이 되는 점이므로 특히 주의한다.

3. Porion(Po)−외이도의 가장 높은 점, 혹은 좌우 external meatus의 중간이다. mandible의 condyle의 가장 높은 점과 비슷, cephalostat의 metal ear probe가 보이지만 이것을 기준으로 하면 않되며 probe(귀꽂이)의 가장 윗 부분을 참조할 것.

4. Orbitale(Or)−orbital rim을 tear drop형태로 그린 뒤 가장 아래 점으로 잡는다.

5. Pterygoid(Ptm)−nasal cavity 위치 manbidle coronoid process위에 생기는 tear drop 모양의 fissure을 그린 뒤 가장 윗 점으로 잡는다. (=Pterygomaxillare)

6. Basion(Ba)−foramen magnum의 앞쪽 경계점으로 occipital bone base 부분 경사를 그리면서 가장 밑점으로 잡는다.

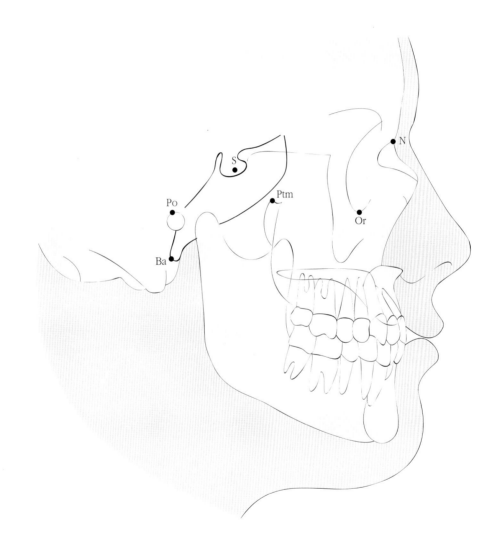

7. Anterior Nasal Spine(ANS)-정중면에서 전비극의 끝, 점이 아니라 면이므로 점을 잡기가 쉽지는 않다.

8. Posterior Nasal Spine(PNS)-maxilla의 후방 경계, Ptm의 연장선과 nasal cavity floor(hard palate)의 교차점으로 인지 가능하다.

9. A-point(A)-상악의 가장 깊은 점이나 인지가 쉽지 않으므로, 상악 incisor의 전방 점으로 일관성을 유지하는게 낫다.

10. B-point(B)-정중 시상면에서 하악골 정중봉합의 가장 깊은 점, 하악 incisor의 전방점

11. Pogonion(Pog)-정중면에서 턱의 최전방점

12. Gnathion(Gn)-mandible symphysis 가장 앞쪽 아랫점

13. Menton(Me)-정중면에서 턱의 최하점

14. Gonion(Go)-mandible body와 ramus가 이루는 선의 꺾이는 점(두 접선의 교차점), 양쪽 point의 중간점을 잡는다.

15. Articulare(Ar)-occipital bone base의 윤곽선과 condyle의 윤곽선이 만나는 점으로 실제로는 존재하지 않는 가상의 점이다.

16. Co(condylion)-mandibular condyle의 가장 높은 점

17. R3 condyler과 coronoid process사이의 골짜기의 가장 낮은 점

18. R1 coronoid 전방 mandible의 상연

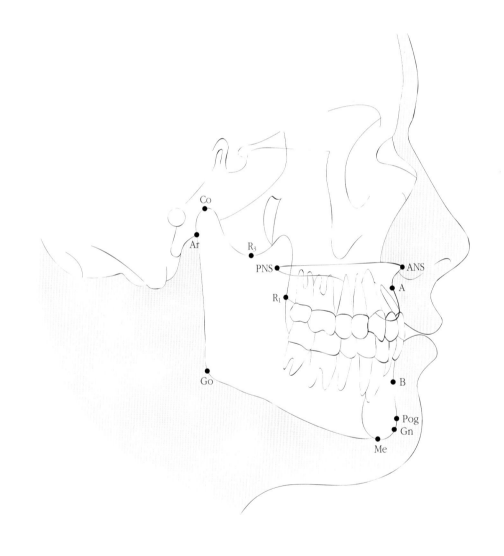

19. Mx 1 Root—upper incisor의 root 상방 끝점
20. Mx 1 Crown—upper incisor의 아래쪽 끝
21. Mn 1 Crown—lower incisor의 위쪽 끝
22. Mn 1 Root—lower incisor의 root 하방 끝점
23. Occlusal plain point—상하악 제1 소구치간의 중점
24. Mx 6 Distal—상악 제1 대구치의 최후방
25. Mx 6 Root—상악 제1 대구치의 후방 root 최상점
26. Mn 6 Distal—하악 제1 대구치의 최후방
27. Mn 6 Root—하악 제1 대구치의 후방 root의 최하점

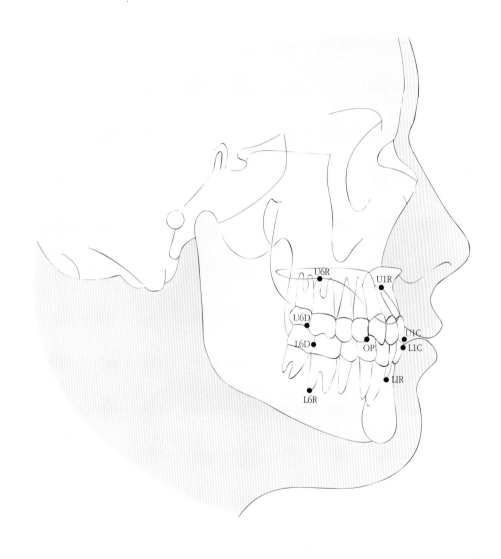

28. Glabella(G)−시상면에서 전두부의 최전방점
29. N'(soft tissue nasion)−이마에서 코로 이행되는 연조직 외형의 최심점
30. Pn(Pronasale)−코의 최전방점
31. Sn(Subnasale)−코의 하연과 윗입술의 외형이 만나는 점
32. Soft tissue A(superior labial sulcus)−상순의 중앙선의 최심점
33. ULA(upper lip anterior), or Ls(labrale superius)−상순의 최전방점, 상순의 점막부 상연의 중앙점
34. stomion superius(Stms, Soft tissue upper lip inferior)−상순의 최하방점
35. stomion inferius(Stmi, Soft tissue lower lip superior)−상순의 최하방점
36. Soft tissue B(inferior labial sulcus)−하순 중앙의 최심점
37. Pog'(soft tissue pogonion)−턱의 연조직 외형의 가장 돌출된 점
38. Me'(soft tissue menton)−menton에서의 수직 기준선과 턱의 연조직 하부의 외형의 교차점
39. Soft tissue lower point profile−menton과 cervical point의 연부 조직 하연
40. Cervical point−Gold land mark에 의해 표시된 neck−throat point

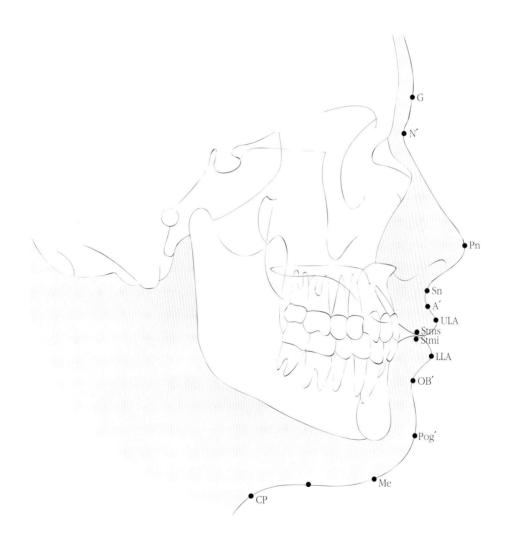

II. Outlines

1. Maxilla-upper incisor의 root의 anterior side 에서 시작 ANS~inf nasal wall~palate~PNS~post. root까지

2. Symphysis-lower incisor root의 anterior side에서 menton을 지나 posterior side 까지

3. Mandible-Menton에서 mandible 하연과 ramus를 지나 condyle 앞 쪽까지

4. Orbital rim-좌우측이 겹쳐지는 경우가 많으므로 가운데를 표시

5. Skull base

6. Pterygoid fissure

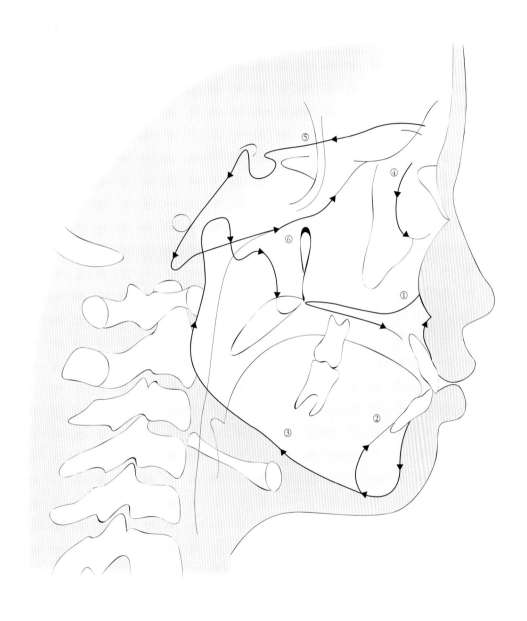

III. 기준평면의 작도

다음과 같은 순서로 평면을 작도한다.

1. Sella Nasion(SN) – sella 에서 nasion까지의평면
2. Frankfort Horizontal(FH) – porion 에서 orbitale까지의 평면
3. Palatal Plane(PP) – ANS에서 PNS까지
4. Occlusel Plane(OP) – upper and lower incisor 중간과 molar teeth의 교합면을 연결한 평면
5. Madibular Plane(MP) – gonion과 menton까지의 평면
6. Facial Plane(N–Pog) – nasion에서 pogonion까지의 접선에의한 평면
7. Aesthetic Plane(EP) – 코끝에서 연조직 pogonion까지의 평면
8. Y Axis(S Gn) – sella trucica에서 gnathion까지의 평면

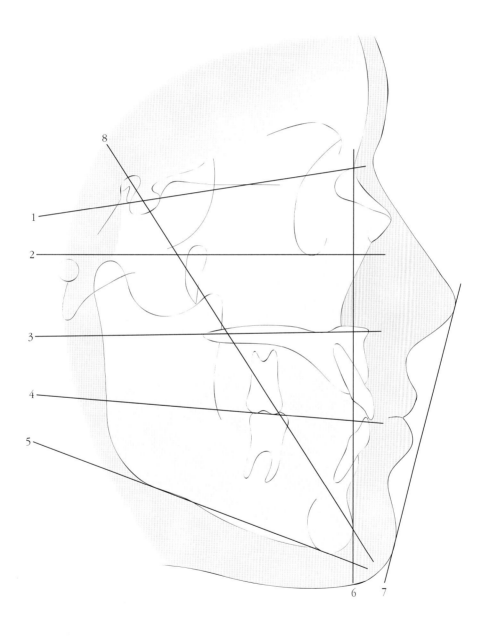

IV. 기준 각

1. SNA-SN선과 NA 선 사이의 각-상악골의 돌출정도
2. SNB-SN선과 NB 선 사이의 각-하악골의 돌출정도
3. Facial plane angle(S-N-Pog)-하악골 전후방의 관계
4. Facial convexity(N-A-Pog)-정면얼굴의 윤곽을 의미

■ 참고문헌

1. 백형선, 박영철, 손병화, 유영규. 최신두부방상선계측분석학. 지성출판사. 1999.
2. 유영규, 손병화, 박영철, 백형선. Cephalometrics, 대림출판사, 1986.
3. Athanasiou, A.E. Orthodontic cephalometry. Mosby-Wolfe. 1995.
4. Miyashita, K. Contermporary cephaometric analysis. Quintenssence Publishing Co, Inc. 1996.

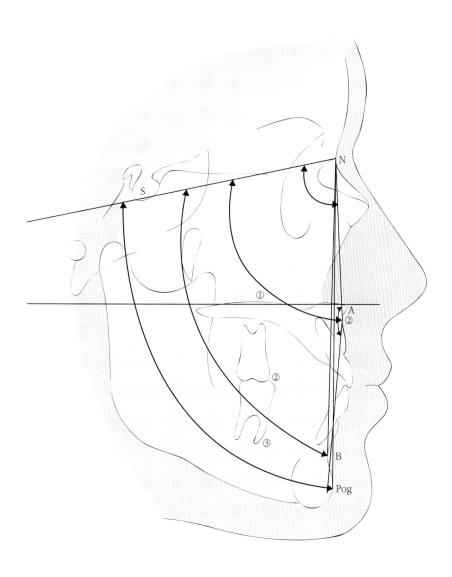

4. 측면두부방사선사진의 분석법 소개

1934년 독일의 호프라스(Hoflas) 와 미국의 브로트벤트(Broadbent)에 의해 두부방사선 계측사진 분석에 대한 소개가 되면서 두부 방사선사진은 여러 용도로 사용되기 시작하고 많은 학문적 임상적 연구가 가능하게 되었습니다. 두부 계측법은 두개 안면부위의 형태변이를 다루기 때문에 항상 비교를 통해 분석을 시행하게 됩니다.

그 비교의 기준이 되는 것은 예를들어 한국인이나 미국인, 또는 이상적인 안모를 가진 미인등의 어떤 집단의 표준치가 될 수도 있고 개인 임상가가 만든 이상적인 기준치가 될 수도 있습니다. 또한 동일 대상자의 예전에 찍었던 수치가 될 수도 있습니다. 이러한 비교를 통해 두개 안면부위의 성장에 대한 연구가 가능하게 되었고 해부학적인 부정교합의 원인을 밝혀내어 교정치료 및 악안면 외과수술의 치료계획등의 수립등이 가능하게 됩니다. 또 교정치료나 외과적 수술후의 치료전후의 비교도 가능하게 되었습니다.

I. Downs 분석

1940년대 처음으로 일반화된 두부 방사선 사진 분석법입니다.

이상적인 치아교합을 가진 25명의 백인 청년들의 골격과 안모비율을 기준으로 만들었는데 모집단의 수가 적은 미비점이 있습니다.

FH plane을 기준평면으로 잡고 facial line(N -Pg)을 기준선으로 골격적 평가수치를 보았습니다 5개의 skeletal measurement와 5개의 dental measurement 로 이루어져 있습니다.

성별에 대한 분류가 없고 성장변이에 대한 기준이 없는 것이 단점입니다.

1. 계측 항목(1)

1) facial angle-facial plane과 FH plane간의 각도로서 하악골의 돌출 또는 후퇴를 알수 있습니다.

2) angle of convexity-facial plane과 Apoint 간의 각도로서 상악골의 돌출 또는 후퇴를 알수 있습니다.

3) A-B plane angle-facial plane 과 AB line 간의 각도로서 AB line이 전방에 있을 경우 +, 후방에 있을 경우 -로 표시하게 되고 +일 경우 상악이 돌출되고 -일 경우 하악골이 돌출되어 보일수 있습니다.

4) Mandiblar plane angle-FH plane 과 mandibular plane 이 이루는 각도입니다.

5) Y-axis-하악골의 돌출정도가 심하면 각도가 감소하고 하악골이 후퇴되어 있거나 긴안모일 경우에는 각도가 증가하게 됩니다.

6) occlusal plane-FH plane과 교합면이 이루는 각도입니다.

7) interincisal angle-상하악 중절치의 치축이 만나서 이우어지는 각도이며 중정치의 돌출이 심해질 경우 각도가 작아지게 됩니다.

8) $\overline{1}$ to occlusal plane

9) $\overline{1}$ to Mandibular plane

10) $\underline{1}$ to APo-상악 중절치의 돌출정도를 알수 있습니다.

2. 계측 항목(2)

1) Facial Angle-The inferior inside angle of the Frankfort plane and facial plane

2) Angle of Convexity-Thhe angle formed by the intersection of a line from the Nasion to point A with a line from point A to Pogonion

3) A-B Plane-The angle formed by the A-B plane and facial plane

4) Mandibular Plane Angle-The angle formed by the Frankfort plane and mandibular plane

5) Y Axis-The angle formed by the Frankfort plane and a line from Sella to Gnathion

6) Cant of Occlusal Plane-The angle formed by the occlusal plane and Frankfort plane

7) Interincisal Angle-The angle formed by the long axes of the maxillary central incisor and

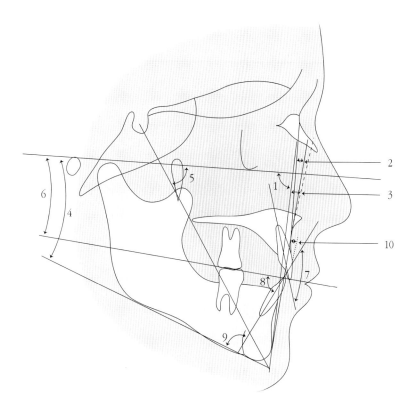

mandibular central incisor

8) $\overline{1}$ to Occlusal Plane-The angle formed by the long axis of mandibular central incisor and the occlusal plane

9) $\overline{1}$ to Mandibular Plane-The angle formed by the long axis of mandibular central incisor and the mandibular plane

10) $\underline{1}$ to A-Po-The distance from the A-Po plane to the tip of the maxillary central incisor

3. Downs analysis(Comparison between Korean males and females)

	Male Mean	S.D.	Female Mean	S.D.	t value
Facial Angle	89.1	2.4	89.3	3.0	0.340
Convexity	3.7	4.4	3.6	4.4	0.152
A-B Plane	-4.9	2.6	-4.5	2.7	0.601
Mandibular Plane	23.0	4.6	23.4	3.9	0.413
Y-axis	60.6	2.2	60.8	2.9	0.363
Occlusal Plane	7.1	3.0	7.7	3.3	0.778
Interincisal Angle	124.9	7.8	128.2	7.3	1.970
1 to Occlusal Plane	22.9	4.9	20.8	5.4	1.852
1 to Mandibular Plane	6.8	6.2	4.3	5.7	1.832
1 to APo	7.6	2.2	7.0	1.7	1.354

* Significant at the 5% probability level

** Significant at the 2% probability level

*** Significant at the 1% probability level

II. Steiner 분석

1950년대 스타이너에 의해 개발된 방법이며 개개의 측정값과 이들의 관계가 일정한 형태로 강조하는 방식이 되기 때문에 현대적인 두부방사선 분석의 시작이라고 할 수 있습니다.

SN plane을 기준 수평면으로 사용하기 시작했습니다. 두개저에 대해 상악골과 하악골의 전후방 위치를 평가하고 상하악골간의 차이를 평가하는 기준으로 SNA, SNB, ANB 각도를 사용하였고 지금도 대중적으로 많이 사용하는 계측치가 되었습니다. 하지만 ANB 각도는 상 하악골의 수평적인 전후방 거리보다는 상 하악골간의 수직적인 거리와 Nasion의 수평적인 전후방 위치에 의해 더 많이 영향을 받기 때문에 이 수치만으로 상하악골의 수평적인 전후방 위치를 절대적으로 평가하기에는 부족함이 있습니다. 예를 들어 상 하악골의 수직적인 거리가 증가할수록 ANB 각도는 감소하게 되고 Nasion 이 나와있거나 들어가있게 되면 ANB 각도에도 변화가 있게 됩니다. 따라서 ANB는 A와 B점 사이의 거리차에 대한 간접적인 측정수단정도로 사용해야 합니다. 이후에 나온 분석법들은 악골에 대한 전후방지표로서 다른 수치를 사용하게 되었습니다.

NA선에 대한 상악 전치의 순면간의 거리와 각도로 상악골에 대한 상악전치의 위치를 평가하게 됩니다. 보통 4mm 의 거리와 22도가 정상입니다 .

하악 전치의 위치 또한 NB선에 대한 거리와 각도로서 하악골에 대한 하악전치의 위치를 평가하게 됩니다. 보통 4mm와 25도가 정상입니다.

또한 NB line 과 Po간의 거리로 chin point가 얼마나 돌출되어 있는가를 평가할 수 있게 됩니다. 하악 평면각은 31도가 정상치이며 짧은 하악지를 가지는 경우에는 큰 하악평면각을 가지게 됩니다.

1. 계측 항목

1) SNA-The angle formed by the S-N plane and N-A plane

2) SNB-The angle formed by the S-N plane and N-B plane

3) ANB-The angle formed by the N-A plane and N-B plane

4) SND-The angle formed by the S-N plane and N-D plane

5) $\underline{1}$ to NA(mm)-The distance from the N-A plane to the most labial point of the maxillary central incisor crown

6) $\underline{1}$ to NA(degree)-The angle formed by the long axis of the maillary central incisor to N-A plane

7) $\overline{1}$ to NB(mm)-The distance from the N-B plane to the most 1abial point of the mandible central incisor crown

8) $\overline{1}$ to NB(deree)-The angle formed by the long axis of the mandibular central incisor to N-b plane

9) Po to NB-The distance between the N-B plane to Pogonion

10) Occlusal Plane to SN-The angle between the occlusal plane and S-N plane

11) GoGn-SN-The angle formed by the Go-Gn plane and S-N plane

12) Upper Lip Protrusion-The distance between the upper lip and the esthetic plane

13) Lower Lip Protrusion-The distance between the lower lip and the esthetic plane

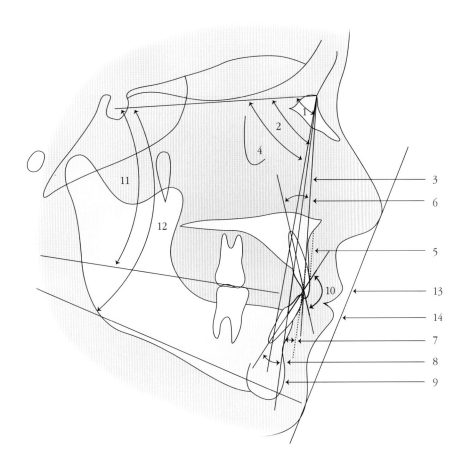

2. Steiner analysis(Comparison between Korean males and females)

	Male Mean	S.D.	Female Mean	S.D.	t value
SNA	82.1	3.4	80.2	3.4	2.507**
SNB	79.5	3.6	77.9	3.5	0.203
ANB	2.6	1.7	2.4	1.9	0.556
SND	76.6	3.5	75.0	3.3	2.169*
1̱ to NA(mm)	7.2	2.4	6.8	2.0	0.913
1̱ to NA(degree)	24.2	5.6	22.6	5.1	1.359
1̄ to NB(mm)	7.5	1.6	6.9	1.8	1.454
1̄ to NB(degree)	28.1	4.9	26.7	4.9	1.220
Po to NB	1.9	1.5	1.7	1.0	0.681
Interincisal Angle	124.9	7.8	128.2	7.3	1.970
Occlusal Plane to SN	15.9	4.3	17.9	3.9	2.233*
GoGn to SN	32.3	5.7	34.5	4.4	2.004*
Upper Lip Protrusion	0.4	2.1	1.6	1.7	2.864***
Lower Lip Protrusion	-0.7	2.7	-0.2	1.7	0.788

* - Significant at the 5% probability level

** - Significant at the 2% probability level

*** - Significant at the 1% probability level

III. Ricketts 분석

해부학적 FH plane, nasion-basion line, pterygomaxillary fissure에서 FHplane 에 직각으로 설정된 vertical pterygoid를 기준으로 합니다.

리케츠 분석법은 현 상태의 분석뿐 아니라 VTO로 미래의 성장과 치료효과의 예측도 하게됩니다. 여러 계측치중 주로 사용하는 11가지 계측치를 주로 사용하게 되는데 이를 통해 하악골의 위치, 상악골의 위치, 치열의 위치, 측모 평가를 하게 됩니다.

1. 계측 항목(1)

1) facial axis

- N-Ba line 과 Y axis 가 이루는 각도로서 안면고경을 나타냅니다.
- 1도 각도의 차이는 2mm 높이의 차이를 나타내게 됩니다.
- 각도가 커질수록 안면고경이 길어지게 됩니다.
- 9살 때 90 + 3 의 평균치를 보이게 됩니다.

2) facial angle

- facial line(N- Pog) 과 FH plane 과의 각도입니다.
- 1도 각도의 차이는 1.5mm의 턱의 돌출도의 차이를 보이게 됩니다.
- 각도가 크면 하악골이 돌출된 안모를 보이게 되고 각도가 작으면 하악골이 후퇴된 안모를 보이게 됩니다.

3) mandibular plane

- FH plane 과 GoGn 간의 각도입니다.
- 각도가 크면 일반적으로 하악골이 후퇴되어 보이게 되고 각도가 작으면 하악골이 전방위치 되어 보이게 됩니다.

4) facial taper

- facial line(N-Pog)과 GoGn 간의 각도입니다.

5) lower facial height

- ANS - Xi 와 Xi -Pm 간의 각도입니다.
- 각도가 커질수록 전안면 고경이 길어지고 하악골의 후퇴된 양상을 보이게 됩니다.

6) mandibular arc

- DC -Xi 와 Xi- PM을 연결한 각도로서 각도가 커질수록 하악골이 돌출되고 전안면 고경이 짧아지는 얼굴이 됩니다.

7) convexity of point A

· facial line 에 대해 A point의 위치를 나타내게 되고 상악골의 위치를 평가하는 기준이 됩니다.

8) lower incisor to APog

· 하악 전치의 돌출정도를 보게 됩니다.
· 하악 전치가 돌출될수록 안모는 돌출되어 보이게 됩니다.
· 보통 20.5도의 각도를 가지게 됩니다.

9) mandibular incisor inclination

· 하악 전치의 돌출정도를 보게 됩니다.

10) upper molar to pterygoid vertical

· ptm에서 FHplane 에 수선을 그었을때 상악 제1대구치의 와의 수평거리를 말한다

11) lower lip to E plane

· 코와 턱을 이은 심미선에 대해 하순의 거리를 잼으로써 얼굴의 안모를 평가하는 기준이 됩니다.
· 입이 돌출될수록 수치가 커지게 됩니다.

2. 계측 항목(2)

1) Molar Relation-The distance between the distal surface of the lower and upper molars measured a long the occlusal plane

2) Canine Relation-The distance between the tips of the lower and upper canines measured along the occlusal plane

3) Incisor Overjet-The distance between the incisal tips of the upper and lower incisors measured along the occlusal plane

4) Incisor Overbite-The distance between the tips of the lower and upper incisors measured perpendicular to the occlusal plane

5) Lower Incisor Extrusion-The distance between the tip of the lower incisor and the occlusal plane

6) Interincisal Angle-The angle formed by the long axes of the central incisors

7) Convexity-The distance between pont A and the facial plane

8) Lower Face Height-The angle from anterior nasal spine to the center of the ramus(XI) to PM

9) Upper Molar Position-The distance from pterygoid vertical to the distal of the upper first molar

10) Mandibular Incisor Protrusion-The distance from tip of the lower incisor to the A-Po plane

11) Maxillary Incisor Protrusion-The distance from the tip of the upper incisor to the A-Po plane

12) Mandibular Incisor Inclination-The angle between the long axis of the lower incisor and the A-Po plane

13) Maxillary Incisor Inclination-The angle between the long axis of the upper incisor and the A-Po plane

14) Occlusal Plane to Ramus-The distance between the occlusal plane and the XI point

15) Occlusal Plane Inclination-The angle between the corpus axis and the occlusal plane

16) Lip Protrusion-The distance between the lower lip and the esthetic plane

17) Upper Lip Length-The distqance between anterior nasal spine and the embrasure of the lips

18) Lip Embrasure to Occlusal Plane-The distance between the embrasure of the lips and the

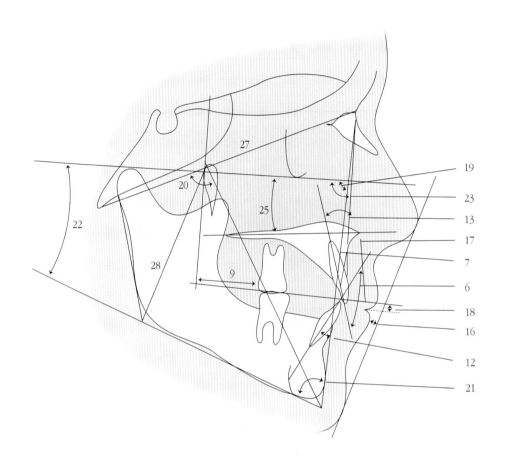

occlusal plane

19) Facial Depth-The angle between the facial plane and Frankfort plane

20) Facial Axis-The angle between the facial axis and Ba-N plane

21) Facial Taper-The mandibular plane measured to the facial plane

22) Mandibular Plane Angle-The angle formed by the mandibular plane and Frankfort plane

23) Maxillary Depth-The angle formed by the Frankfort plane and the plane from Nasion to point A

24) Maxillary Height-The angle formed by the points Nasion, CF and A point

25) Palatal Plane-The angle between Frankfort plane and palatal plane

26) Cranial Deflection-The angle between the Ba-N and Frankfort planes

27) Cranial Length-Anterior-The distance between CC point and Nasion

28) Posterior Facial Height-The distance between Gonion and CF point

29) Ramus Position-The angle between the Frankfort plane and the CF-XI plane

30) Porion Location-The distance between Porion and the PTV

31) Mandibular Arc-The angle between the corpus and condyle axes

32) Corpus Length-The distance between XI and PM

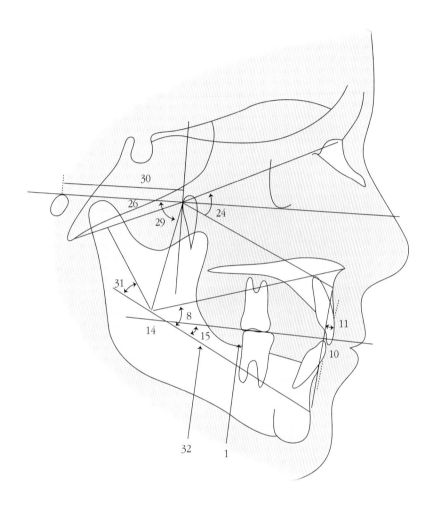

3. Ricketts analysis(Comparison between Korean males and females)

	Male Mean	S.D.	Female Mean	S.D.	t value
Molar Relation	-1.5	0.6	-1.6	1.0	0.275
Canine Relation	-0.6	0.6	-1.0	0.8	2.407**
Incisor Overjet	3.6	0.9	3.5	0.9	0.394
Incisor Overbite	2.8	1.3	2.9	1.2	0.352
Lower Incisor Extrusion	2.0	1.2	1.6	1.3	1.243
Interincisal Angle	124.9	7.8	128.2	7.3	1.970
Convexity	2.1	2.3	1.7	2.2	0.747
Lower Face Height	46.1	3.3	46.6	2.8	2.206*
Upper Molar Position	19.2	3.8	16.9	3.3	2.925***
Mandibular Incisor Protrusion	4.3	2.1	3.7	1.7	1.365
Maxillary Incisor Protrusion	7.6	2.2	7.0	1.7	1.354
Mandibular Incisor Inclination	27.0	4.2	25.7	3.9	1.459
Maxillary Incisor Inclination	28.0	4.9	26.2	4.3	1.793
Occlusal Plane to Ramus	0.6	3.0	-0.3	3.0	1.263
Occlusal Plane Inclination	22.5	3.1	23.7	3.2	1.655
Lip Protrusion	0.7	2.7	0.2	1.7	0.788
Upper Lip Length	29.2	2.1	28.3	1.9	2.058*
Lip Embrasure to Occlusal Plane	-2.5	2.4	-2.5	2.1	0.081
Facial Depth	89.1	2.4	89.3	3.0	0.340
Facial Axis	88.0	3.8	86.6	3.3	1.832
Facial Taper	67.5	3.6	66.5	2.8	1.448
Mandibular Plane Angle	23.0	4.6	23.4	3.9	0.413
Maxillary Depth	90.0	2.3	90.8	2.8	0.119
Maxillary Height	60.8	3.7	63.3	3.0	3.253***
Palatal Plane	-0.5	2.9	0.2	3.1	1.034
Cranial Deflection	28.4	2.5	29.4	2.6	1.760
Cranial Length	61.5	2.7	58.4	2.9	5.000***
Posterior Facial Height	73.6	6.2	69.8	4.4	3.234***
Ramus Position	76.2	2.5	76.4	3.7	0.303
Porion Location	-41.2	2.1	-39.6	2.5	2.994***
Mandibular Arc	32.0	5.0	31.8	3.8	0.215
Corpus Length	75.0	4.0	71.3	3.7	4.230***

   * - Significant at the 5% probability level

  ** - Significant at the 2% probability level

 *** - Significant at the 1% probability level

IV. McNamara 분석

1983년에 발표된 분석법으로써 악골과 치아위치를 더 정확하게 평가하는 방법입니다.

해부학적 FH line 과 Na-Ba line을 모두 기준선으로 사용하고 있습니다.

두개부와 상하악골간의 관계, 상하악골간의 관계, 상 하악 치아와 악골간의 관계, 상하악 치아간의 관계모두 기존의 각도중심의 수치보다는 선계측이 바람직하다고 생각해서 만들어진 분석법입니다. N point에서 FH plane 에 대해 수직선을 내려 A point 과의 수평거리를 통해 상악골의 돌출여부를 평가하고 pogonion 간의 거리를 통해 하악골의 돌출여부를 평가하게 됩니다.

1. 계측 항목

1) nasion perpendicular to point A

- FH에 대한 N 수직선과 A점간의 거리로 상악골의 전방돌출여부를 알수 있습니다.
- 성인에서는 0mm에서 2mm정도 편차를 보이게 됩니다.
- 상악 수술시의 상악골의 위치를 결정하는 기준이 됩니다.

2) upper incisor to point A vertical

- FH line 에 대한 A point 의 수직선과 상악 중절치의 절단면간의 거리로서 상악 중절치의 전방돌출여부를 평가하는 기준이 됩니다.

3) lower incisor to A-po line

4) pogonion to N perpendicular

- 하악골의 위치를 평가하는 기준이 되며 성인에서 4mm 후방에 위치한 것을 기준으로 하게되고 악구강수술시의 하악골의 위치를 잡는 기준이 됩니다.

5) facial axis angle

6) Mandibular plane angle

7) condylion to point A

- midface 의 길이를 나타내게 됩니다.

8) condylion to gnathion

- 하악골의 길이를 나타내게 됩니다.

9) ANS to Menton

- 얼굴의 길이를 평가하는 기준이 됩니다.

10) upper pharynx

■ 참고문헌

1. Athanasiou, A.E. Orthodontic cephalometry. Mosby-Wolfe. 1995.

2. Ellis, E., 3rd and J. McNamara, Jr. (1988). "Cephalometric reference planes--sella nasion vs Frankfort horizontal." Int J Adult Orthodon Orthognath Surg 3(2): 81-7.

3. Fish, L. C., B. N. Epker, et al. (1993). "Orthognathic surgery: the correction of dentofacial deformities." J Oral Maxillofac Surg 51(1 Suppl 1): 28-41.

4. Jacobson, A., Caufield PW. Introduction to radiographic cephalometry. Lea and Febiger. 1985.

5. Jacobson, A. (1976). "Application of the 'Wits' appraisal." Am J Orthod 70(2): 179-89.

6. McNamara, J. A., Jr. (1984). "A method of cephalometric evaluation." Am J Orthod 86(6): 449-69.

7. McNamara, J. A., Jr. and E. Ellis, 3rd (1988). "Cephalometric analysis of untreated adults with ideal facial and occlusal relationships." Int J Adult Orthodon Orthognath Surg 3(4): 221-31.

8. Ricketts, R. M. (1975). "A four-step method to distinguish orthodontic changes from natural growth." J Clin Orthod 9(4): 208-15, 218-28.

9. Tweed, C. H. (1969). "The diagnostic facial triangle in the control of treatment objectives." Am J Orthod 55(6): 651-7.

5. 측면두부방사선사진의 분석 – 저자의 분석법

지난 60 여년간 많은 두부계측 분석법이 개발되었으나 어느 것도 단독적으로 환자의 특징을 기술하기 어렵다. 그러므로 한 부분이나 한 가지 판단을 내리기 위해 여러가지 분석법을 참고하여야 할 필요가 있다. 또한 성형외과 영역에서 많이 사용되는 영역은 극히 기본적인 사항으로 치과 및 교정과에서 사용되는 사양과 다를 수 있다. 따라서 성형외과 영역에서 많이 필요로 하는 부분 별로 여러가지 분석법을 종합한 저자의 분석 방법을 소개하고자 한다.

I. maxilla

1. SNA(82.0±3.1)–두개골에 대한 상악골의 관계로 a)는 정상적인 관계, b)는 상악골이 후방에 위치하는 경우, c)는 상악이 전방에 위치하는 경우이다.

2. Nasion perpendicular to point A(A to N perpend)(1.1±2.7)–FH에 대한 N 점의 수직선과 A 점간의 거리로 상악의 전후방 위치를 나타낸다. 돌출입 환자의 경우 증가하고 주걱턱 환자의 경우 감소하는 경우가 많다.

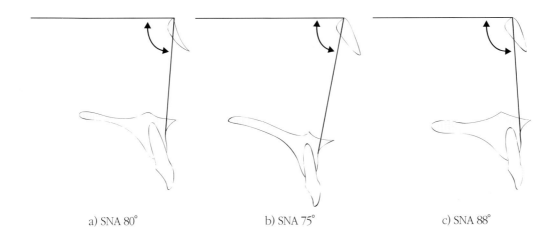

a) SNA 80°   b) SNA 75°   c) SNA 88°

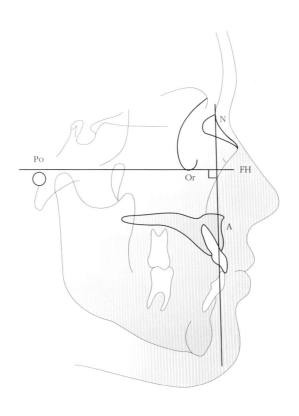

II. Mandible

1. SNB(79.5±3.1)-두개골에 대한 하악골의 관계로 a)는 정상적인 관계, b)는 하악골이 후방에 위치하는 경우 c)는 하악이 전방에 위치하는 경우이다.

2. Facial Angle(87.2°±3.7°)-facial plane(N-Pog')과 FH plane에 의해 이루어진 각, 상안면부에 대한 하악골의 후퇴 또는 돌출의 정도를 나타낸다.

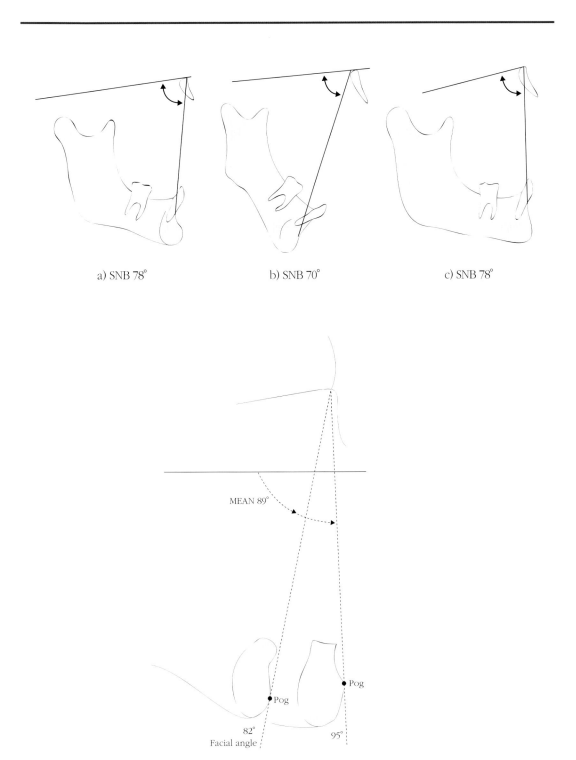

a) SNB 78°　　　　　　b) SNB 70°　　　　　　c) SNB 78°

MEAN 89°

Pog

Pog

82°
Facial angle

95°

3. Pogonion to nasion perpendicular(Pog to N perpend)(−0.3±3.8)−FH에 대한 nasion의 수선과 pogonion의 거리

4. Mandibular plane angle(21°±5)−FH에 대한 gonion과 menton을 잇는 선이 이루는 각, 하악지의 높이가 증가할수록 각은 감소한다. 주걱턱의 경우 증가하고, 사각턱 환자의 경우 각이 감소한 경우가 많다. FMA(Frankfort−mandibular angle)라고 한다.

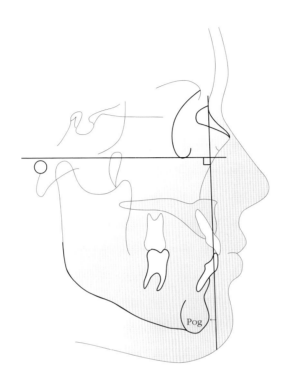

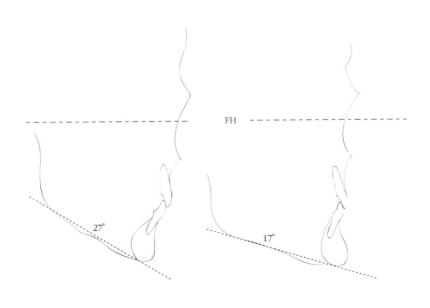

5. Y-axis(61.3±2.8)-FH평면과 S-Gn line이 이루는 하방의 예각을 의미한다. 턱의 전후 상하의 정도를 나타내므로 턱의 돌출 정도가 심하면 Y-axis는 감소하며 긴 안모나 retrognathia인 경우 Y-axis는 증가한다.

6. Gonial angle(128±7)-하악골의 유형을 결정짓는 요소로 잔여 성장을 예측하는 기준으로도 사용된다.

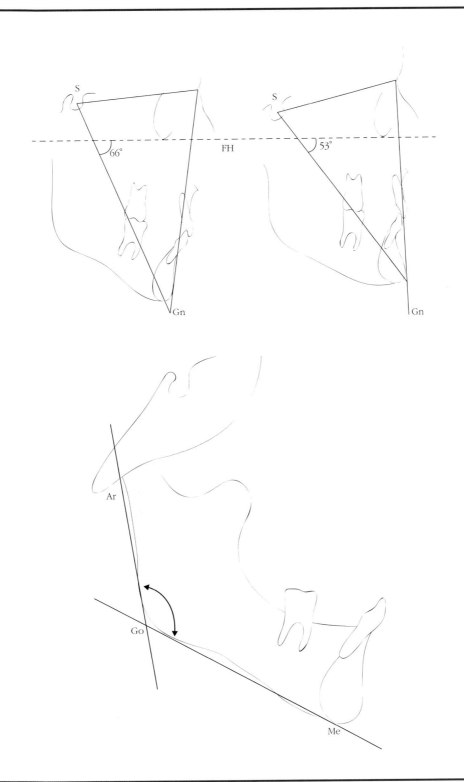

III. Maxilla-mandible의 관계

1. ANB angle(2.5±1.8)-상하악의 관계를 알 수 있다. nasion을 기준으로 턱의 후퇴나 돌출을 의미, 1°의 차이는 턱의 위치 1.5mm의 차이를 의미한다.

상하악의 관계는 5개의 조합이 가능 하다.

A) 상악 : 정상, 하악 : 정상, 상하악 관계 : 정상 − 정상적인 상태
B) 상악 : 정상, 하악 : 비정상, 상하악 관계 : 비성장 − 일반적인 retragnathism 혹은 prognathism
C) 상악 : 비정상, 하악 : 정상, 상하악 관계 : 비정상 − 일반적인 midfacial hypoplasia
D) 상악 : 비정상, 하악 : 비정상, 상하악 관계 : 정상 − 상하악 관계는 정상이나 모두 hypoplastic or hyperplastic 하다.
E) 상악 : 비정상, 하악 : 비정상, 상하악 관계 : 비정상 − 상악은 심한 hypoplasia와 하악의 심한 prognathism을 보인다.

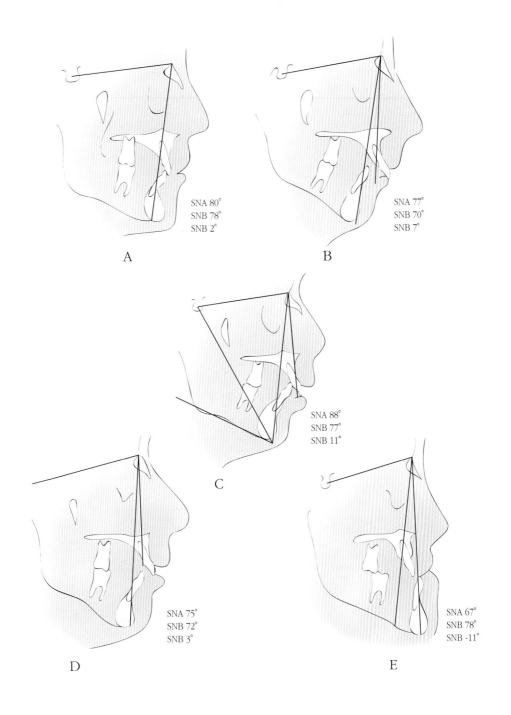

SNA 80°
SNB 78°
SNB 2°

A

SNA 77°
SNB 70°
SNB 7°

B

SNA 88°
SNB 77°
SNB 11°

C

SNA 75°
SNB 72°
SNB 3°

D

SNA 67°
SNB 78°
SNB -11°

E

2. facial convexity(3.9±6.4)−N−A−Pog로 이루어지는 각으로 A점에서 N−Pog 즉 facial profile line에 대한 상악기저골의 돌출정도를 나타낸다. 돌출된 경우(+), 함몰된 경우(−)이다.

3. Wits' appraisal(−2.2±2.5)−occlusal plane을 기준으로 하여 상악의 A점, 하악의 B점에서 이 occlusal plane에 수선을 내려 만나는 점을 AO, BO라고 했을 때 AO−BO간의 거리를 측정한다. 정상 교합에서는 AO가 BO보다 약 2mm 후방에 있게 되어 정상치는 −2이다. Skeletal Class III malocclusion인 경우에는 BO가 AO보다 훨씬 전방에 위치하게 된다.

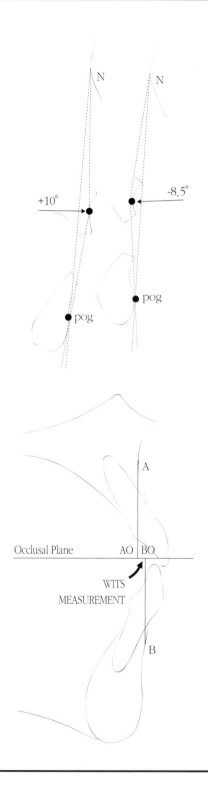

IV. 치아의 분석

1. Occlusal plane(7.7±3.8)−occlusal plane과 FH plane이 이루는 각이다. Mandibular and maxillary first molar를 양분하는 선을 occlusal plane으로 사용한다.

2. Maxillary incisor to FH plane(U1 to FH)(108.1±7.5)−maxilla incisor의 FH plane에 대한 각도
3. Mandibular incisor to mandibular plane angle(L1 to MP)(6.6±6.6)−mandibulan incisor의 돌출정도로 돌출입시 증가하고 주걱턱의 경우에는 감소한다. IMPA(incisor−mandibular plane angle)이라고도 한다.
4. Mandibular incisor−occlusal plane angle(68.3±5.9)−하악치아의 경사도로 돌출입의 경우 감소, 주걱턱의 경우 증가한다.
5. Mandibular incisor−occlusal plane angle−상악치아의 경사도로 돌출입이나 주걱턱에서 감소한다.

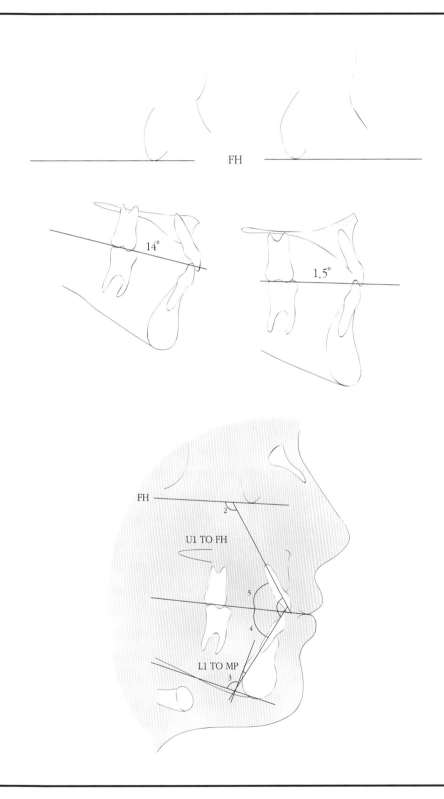

6. Inter-incisal angle(126.6±10)-Maxillary and mandibular incisor의 axis를 나타내는 것으로 incisor의 돌출 정도를 나타낸다.

7. Maxillary Incisors to A-Pog line(8±2.2mm)-상악절치의 절단면과 A-Pog line과의 수직거리

8. Mandibular Incisors to A-Pog line(3.0±2.0mm)-하악절치의 절단면과 A-Pog line과의 수직 거리

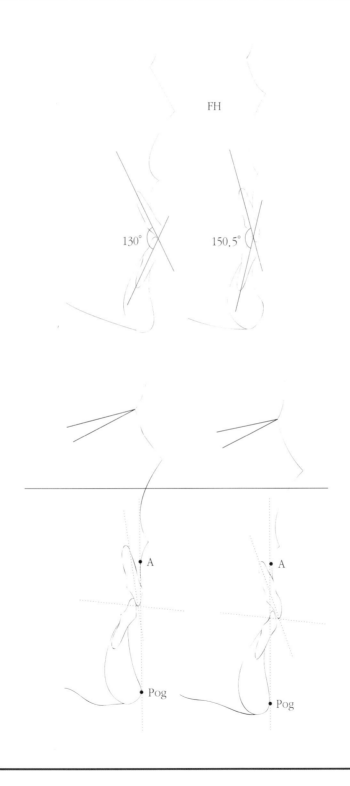

9. overjet(2.8±0.8)−incisor의 교합면의 전후거리
10. overbite(2.0±0.7)−incisor의 교합면의 수직거리

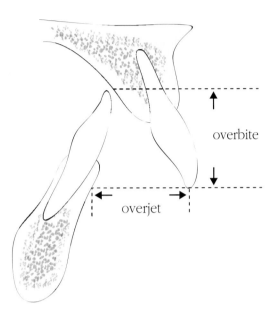

V. 입술과 턱의 분석

1. Upper lip E-plane(Rickets)(−1.4±2.1, 0.8±2)

   기준선은 코끝에서 Pog'까지 연결한 선이다. 정상적인 관계는 upper lip이 2-3mm, lower lip은 1-2mm 후방에 위치한다.

2. Lip protrusion to Sn-Pog'(Burstone)(3.5±1, 2.2±1)

   기준선은 Sn-Pog'이며 upper lip은 3-4mm, lower lip은 1-2mm 전방에 위치한다.

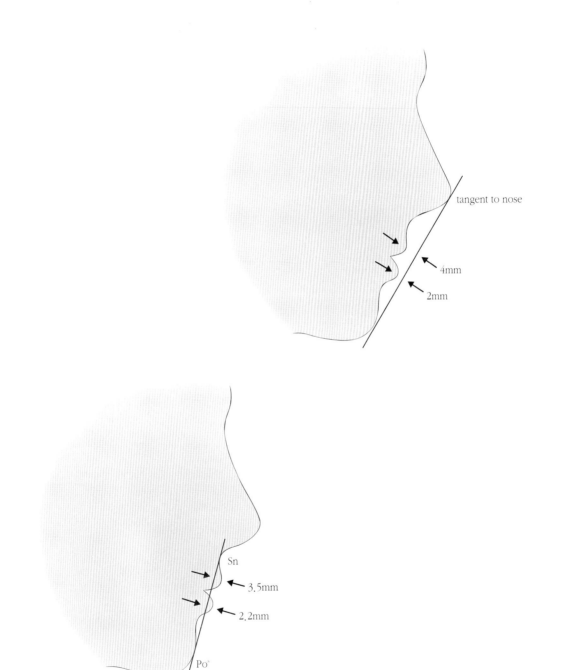

VI. 안면 고경의 분석

1. Total facial height(Anterior facial height)(136±4.6)
2. Lower facial height(75±4.6)
3. Lower facial ratio(Ans−Me/N−Me)(0.56±0.02)
4. Mandibular height / Lower facial height(0.66±0.03)

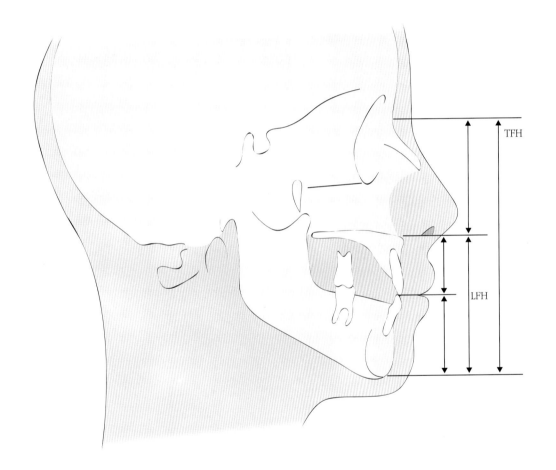

이와 같은 분석법을 일목요연하게 우측 표와 같이 정리하여 사용하면 편리하다. 자세한 실전 사용 방법은 다음 장에서 자세히 설명하겠다.

■ 참고문헌

1. Athanasiou, A.E. Orthodontic cephalometry. Mosby-Wolfe. 1995.

2. Epker, B.N., Stellar, J.P., Fish, L..C Dentoafacial deformities. 2nd edition. Mosby-Year Books, Inc. 1996.

3. Bell, W.H. Moderns practice in orhtognathic and reconstructive surgery. WB Saunders Company. 1992.

4. Ellis, E., 3rd and J. McNamara, Jr. (1988). "Cephalometric reference planes--sella nasion vs Frankfort horizontal." Int J Adult Orthodon Orthognath Surg 3(2): 81-7.

5. Fish, L. C., B. N. Epker, et al. (1993). "Orthognathic surgery: the correction of dentofacial deformities." J Oral Maxillofac Surg 51(1 Suppl 1): 28-41.

6. Jacobson, A., Caufield PW. Introduction to radiographic cephalometry. Lea and Febiger. 1985.

7. Jacobson, A. (1976). "Application of the "Wits" appraisal." Am J Orthod 70(2): 179-89.

8. Jacobson, A. (1988). "Update on the Wits appraisal." Angle Orthod 58(3): 205-19.

9. McNamara, J. A., Jr. (1984). "A method of cephalometric evaluation." Am J Orthod 86(6): 449-69.

10. McNamara, J. A., Jr. and E. Ellis, 3rd (1988). "Cephalometric analysis of untreated adults with ideal facial and occlusal relationships." Int J Adult Orthodon Orthognath Surg 3(4): 221-31.

11. Peterson, L.J., Indressano, A.T., Marciani, R.D., Roser, S.M. Oral and maxillofacial surgery. J.B. Lippincott Company. 1992.

12. Ricketts, R. M. (1975). "A four-step method to distinguish orthodontic changes from natural growth." J Clin Orthod 9(4): 208-15, 218-28.

13. Tweed, C. H. (1969). "The diagnostic facial triangle in the control of treatment objectives." Am J Orthod 55(6): 651-7.

Measure Name	Mean	S.D.
SNA	79.89	3.38
A point - N Perpend	0.4	2.3
SNB	77.09	3.72
Facial angle	86	2.81
Y-Axis	61.01	2.8
Pog - N Perpend	-1.8	4.5
Mandibular Plane	30	2
Gonial Angle	128	7
ANB	2.8	2.37
Wits' appraisal	-2.7	2.4
N-A-Pg(facial convexity)	2.6	5.1
Occlusal Plane	8.82	3.34
U1 to FH	111.3	4.3
U1 to A-Pog	7.8	2.2
U1 to L1(Interincisal angle)	131.9	10.3
L1 to Mn plane	5.85	6.25
L1 to Occlusal Plane	66.1	5.2
L1 to A-Pog	3	2
Overjet	2.82	0.87
Overbite	2.02	0.67
Upper Lip E-plane	-1.2	2.6
Upper Lip Protrusion Ls to (Sn-Pog')	3.5	1
Lower Lip E-plane	0.5	1.7
Lower lip Protrusion Li to (Sn-Pog')	2.2	1
Total facial height(TFH)	129.3	5.16
Lower facial height(LFH)	70.68	4.33
LFH/THF	0.55	0.02
MnH/LFH	66.6	3

6. 측면두부방사선사진의 비교 분석

두개안면계측 분석을 통하여 환자를 진단하여 악교정수술을 시행한 경우 수술의 결과를 분석하거나 수술 후 추적 관찰기간 동안의 변화를 알아보기 위해서 여러 번의 두개안면분석을 하게된다. 따라서 이러한 두개안면계측분석을 서로 비교하여야 할 필요가 있으며 이런 경우에는 단순히 각각의 계측치를 비교하는 방법과 중첩 분석법 이 있다.

가장 많이 쓰이는 방법으로는 그림에서와 같이 SN line에서 7도 아래의 선을 X축으로 하고 S point에서 수선을 내려 이를 Y축으로 하여, 각 계측치의 수평, 수직 그리고 각 angle의 변화를 측정하는 방법이다. 여러 두개안면계측분석 사진이 있는 경우 이 X, Y축을 중첩시켜 그 변화를 보는 것이 편리하다. 하지만 이러한 비교 분석 시에는 방사선두부계측법 자체의 오차가 있기 때문에 일반적으로 2 mm 또는 2 도 이상의 변화만이 임상적으로 의미 있는 변화로 알려져 있다.

수평 이동 변화를 측정하기 위해 가장 많이 쓰이는 점은 상악골은 ANS, point A, 하악골에서는 pogonion과 point B이며 하악전돌증 수술의 경우 그 변화량은 상악골은 양의 값, 하악골을 음의 값을 갖게 된다. 수직 이동 변화를 측정하기 위해 가장 많이 쓰이는 점은 상악의 경우 ANS, point A, 하악의 경우 point B와 menton이다. 하지만 point A, point B는 수평적 변화를 잘 반영하는 데 비해 수직적으로 검사자에 따른 변화가 많으므로 2번 이상 투사하여 평균치를 사용하여야 오차를 줄일 수 있다. 악교정 수술의 경우 수직 이동량은 수평 이동량에 비해 크지 않으며 재발양도 많지 않다. 각도의 변화로는 ANB differenc을 많이 사용하며 그외에도 악교정수술의 경우 근위 골편의 회전량을 나타내는 지표인 ramus inclination을 사용하기도 한다. 이는 ramus의 가장 후방점인 Ramus down point로부터 Ar를 연결하는 선의 각도의 변화를 측정하면 된다. 하악전돌증의 악교정수술후 ANB difference는 증가하게 되며 ramus inclination은 큰 변화가 없으나 ramus inclination이 재발량과 관계가 있다는 보고도 있다. 치아의 변화로는 overjet와 overbite를 사용하며 하악전돌증 수술전 음의 값을 가지던 overjet가 술후 양의 값으로 전환되면 술전의 제 3급 부정 교합이 정상 교합에 가깝게 교정 되었음을 알 수 있다.

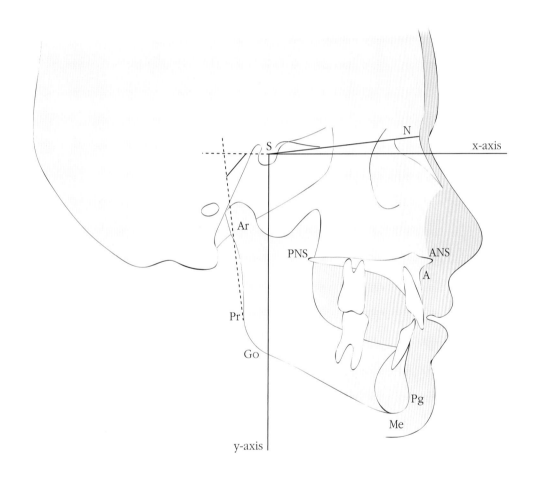

실전 분석

29세 하악전돌증을 주소로 양악교정수술을 받은 여자 환자의 수술전 수술후 두개안면방사선사진 및 계측사진이다. 위에서 설명한 계측점에 대한 분석을 시행한다.

수술 전,후를 비교해보면 수평 분석에서 point A가 약 6mm, maxillary incisor이 약 5.5mm 증가하여 maxillary advancement가 이루어진 모습을 보이는 반면 point B, pogonion, 에서 각각 17mm, 16mm 감소하여 mandibular setback의 효과를 보여주고 있다. 수직적 변화로는 point A, point B에서 1.2mm, 그리고 menton에서 0.7mm로 그 변화의 양이 많지 않음을 알 수 있다. 각도 분석에서는 ANB difference가 16도 정도 증가하여 상악 하악간 관계에 있어서 바람직한 변화가 있음을 나타내었다. 치아분석은 overjet가 19mm 변화하여 부정교합이 교정됨을 알 수 있다.

■ 참조문헌

1. Athanasiou, A.E. Orthodontic cephalometry. Mosby-Wolfe. 1995.

2. Jacobson, A., Caufield P.W. Introduction to radiographic cephalometry. Lea and Febiger. 1985.

3. Mobarak, K. A., O. Krogstad, et al. (2000). "Long-term stability of mandibular setback surgery: a follow-up of 80 bilateral sagittal split osteotomy patients." Int J Adult Orthodon Orthognath Surg 15(2): 83-95.

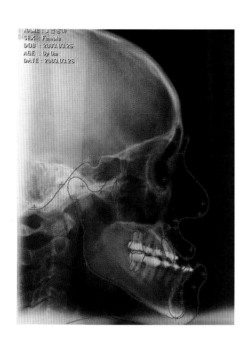

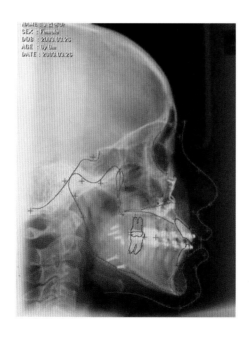

Measure Name	수술 전	수술 후
point A vertical	45.68	47.12
point B vertical	89.48	90.64
Pogonion vertical	103.27	106.47
Menton vertical	109.65	110.39
Gonion vertical	80.64	81.37
maxillary incisor vertical	62.32	65.08
mandibular incisor vertical	68.26	67.19
Incisor Overbite	-3.81	-3.25
point A horizontal	66.15	72
point B horizontal	89.45	73.31
Pogonion horizontal	94.31	77.25
Menton horizontal	88.1	71.42
Gonion horizontal	14.17	4.79
maxillary incisor horizontal	77.19	82.72
mandibular incisor horizontal	74.06	72.1
Incisor Overjet	-15.24	3.95
N-B(//HP)	23.27	8.25
SNB	96.33	87.71
ANB difference	-13.44	2.39
MP/SN	28.49	30.61
Ramus inclination	-64.31	-69.97

7. 주걱턱 환자의 분석(I)

Case I.

I. 22세 남자 환자가 아래턱이 튀어나온 것과 얼굴의 삐뚤어짐을 주소로 내원하였다.

II. cephalometry 소견이다.

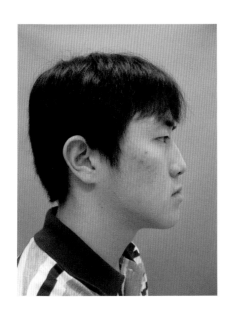
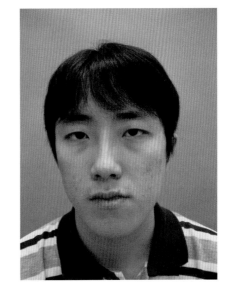
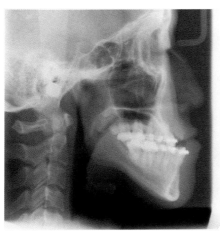
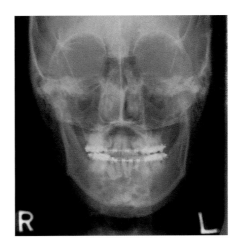

III. Cephalometry tracing

IV. Cephalometry data

Cephalometry data를 나타내는 방법으로는 간편하게 수치만을 나타내는 방법과 polygonal chart를 이용하는 방법이 있다. Polygonal chart를 이용하면 전체적인 추세를 한눈에 알아볼 수 있는 장점이 있다. Computer software를 customize해서 사용하면 매우 편한데 녹색 숫자는 정상 범위의 수치를 의미하고 빨간색 숫자는 비정상을 의미한다. *는 one standard deviation에서 two standard deviation 사이의 수치를, **는 two standard deviation에서 three standard deviation사이의 수치를 의미하며 그 이상의 경우 >>> 혹은 <<< 으로 표시한다.

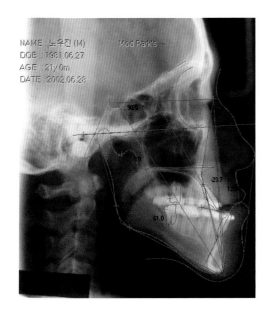
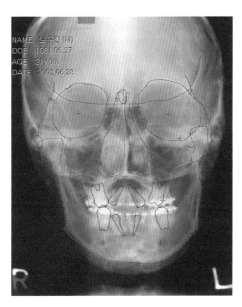

Measure Name	Mean	S.D.	Data
SNA	82.01	3.15	77.58
A point - N Perpend	1.1	2.7	-10.18
SNB	79.53	3.12	89.62
Facial angle (Downs)	87.72	2.71	92.15
Y-Axis	61.72	3	59.65
Pog - N Perpend	-0.3	3.8	4.79
Mandibular Plane	30	2	29.02
Gonial Angle	128	7	138.21
ANB	2.48	1.85	-12.04
Wits' appraisal	-2.2	2.5	-20.46
N-A-Pg(facial convexity)	3.9	6.4	-22.44
Occlusal Plane	7.74	3.79	7.61
U1 to FH	108.1	7.5	118.05
U1 to A-Pog	8	2.2	5.36
U1 to L1(Interincisal angle)	126.6	10	123.04
L1 to Mn plane	6.59	6.64	0.11
L1 to Occlusal Plane	68.3	5.9	68.7
L1 to A-Pog	3	2	13.82
Overjet	2.82	0.87	-9.26
Overbite	2.02	0.67	-0.42
Upper Lip E-plane	-1.4	2.1	-3.84
Upper Lip Protrusion Ls to (Sn-Pog')	3.5	1	0.81
Lower Lip E-plane	0.8	2	0.54
Lower lip Protrusion Li to (Sn-Pog')	2.2	1	7.02
Total facial height(TFH)	136.7	4.61	131.87
Lower facial height(LFH)	75.72	4.63	78
ANS-Me. / Nasion-Me	0.56	0.02	0.59
MnH/LFH	66.6	3	64.67

Modified Park's

(Male Adults)

ID :
NAME :
GENDER : Male

DOB : 1981.06.27
AGE : 21y 0m
DATE : 2002.06.28

Measure Name	Mean	S.D.	
SNA (deg)	82.01	3.15	77.58 *
A point - N Perpend (mm)	1.10	2.70	-10.18 <<
SNB (deg)	79.53	3.12	89.62 ***
Facial angle (Downs) (deg)	87.72	2.71	92.15 *
Y-Axis (deg)	61.72	3.00	59.65
Pog - N Perpend (mm)	-0.30	3.80	4.79 *
Mandibular Plane (deg)	30.00	2.00	29.02
Gonial Angle (deg)	128.00	7.00	138.21 *
ANB	2.48	1.85	-12.04 <<
Wits' appraisal	-2.20	2.50	-20.46 <<
N-A-Pg(facial convexity) (deg)	3.90	6.40	-22.44 <<
Occlusal Plane (deg)	7.74	3.79	7.61
U1 to FH (deg)	108.10	7.50	118.05 *
U1 to A-Pog (mm)	8.00	2.20	5.36 *
U1 to L1(Interincisal angle) (deg)	126.60	10.00	123.04
L1 to Mn plane (deg)	6.59	6.64	0.11
L1 to Occlusal Plane (deg)	68.30	5.90	68.70
L1 to A-Pog (mm)	3.00	2.00	13.82 >>
Overjet	2.82	0.87	-9.26 <<
Overbite	2.02	0.67	-0.42 ***
Upper Lip E-plane (mm)	-1.40	2.10	-3.84 *
Upper Lip Protrusion Ls to (Sn-Pog') (mm)	3.50	1.00	0.81 **
Lower Lip E-plane (mm)	0.80	2.00	0.54
Lower lip Protrusion Li to (Sn-Pog') (mm)	2.20	1.00	7.02 >>
Total facial height(TFH) (mm)	136.70	4.61	131.87 *
Lower facial height(LFH) (mm)	75.72	4.63	78.00
ANS-Me. / Nasion-Me	0.56	0.02	0.59 *
MnH/LFH	66.60	3.00	64.67

V. Modified Park's 분석법

1. Maxilla

SNA가 약간 감소되어 있으나 정상범위이므로 maxilla의 hypoplasia는 심하지 않음을 알 수 있다. 이 수치는 SN을 기준으로 하는 것으로 FH를 기준으로 했을 때 nasion perpendicular to point A가 감소되어 있어서 두 검사법에서 차이를 보인다. 따라서 다른 원인이 있을 수 있는지 생각해 보아야 한다.

2. Mandible

1) SNB 가 증가되어 있으므로 prognathism등 하악의 과성장에 대해서 고려해 보아야 한다.
2) FH를 기준으로 하는 facial angle도 증가하여 있으므로 SN을 기준으로 한 SNB와 비슷한 소견을 보인다.
3) Y axis 역시 감소한 소견을 보여 턱의 돌출 정도가 심함을 의미한다.
4) Pog-N Perpend 역시 증가하여 하악의 돌출을 의미한다.
5) Mandibular plane은 정상이므로 하악의 rotation은 정상범위이다.
6) Gonial angle이 증가되어 하악 자체의 모양이 open되어 있음을 알 수있다.

3. Mandible-maxilla의 관계

ANB, Wits' appraisal, facial convexity가 감소하여 중안면의 함몰을 나타낸다. 하악이 상악에 비해 상대적으로 앞으로 나와 있음을 알 수 있다.

Measure Name	Mean	S.D.	Data
SNA	82.01	3.15	77.58
A point - N Perpend	1.1	2.7	-10.18

Measure Name	Mean	S.D.	Data
SNB	79.53	3.12	89.62
Facial angle (Downs)	87.72	2.71	92.15
Y-Axis	61.72	3	59.65
Pog - N Perpend	-0.3	3.8	4.79
Mandibular Plane	30	2	29.02
Gonial angle	128	7	138.21

Measure Name	Mean	S.D.	Data
ANB difference	2.48	1.85	-12.04
Wits	-2.2	2.5	-20.46
N-A-Pg(facial convexity)	3.9	6.4	-22.44

4. Tooth analysis

U1 to FH는 약간 증가하였으나 L1 to occlusal plane, L1 to mandibular plane이 정상 범위에 있다. Inter-incisal angle도 어느 정도 정상범위에 있는데 이러한 현상은 치과 치료에 의한 decompensation으로 생각된다.

Overjet는 negative overjet을 보여 prognathism의 소견을 보이며 overbite가 감소한 소견은 치과 치료에 의한 edge bite의 소견을 나타낸다.

5. Lip analysis

Ricketts의 esthetic plane에 대한 upper lip과 lower lip의 위치는 upper lip은 후방에 위치하고 lower lip은 정상위치이다. 하지만 Burstone의 Sn Pog 선에 의한 분석에 의하면 lower lip이 5 standard deviation만큼이나 증가되어 있어서 lower lip의 protrusion을 알 수 있다.

Measure Name	Mean	S.D.	Data
Occlusal Plane	7.74	3.79	7.61
U1 to FH(U1 angle to FH)	108.1	7.5	118.05
U1 to A-Pog	8	2.2	5.36
U1 to L1(Interincisal angle)	126.6	10	123.04
L1 to Mn plane	6.59	6.64	0.11
L1 to Occ. Plane	68.3	5.9	68.7
L1 to A-Pog	3	2	13.82
overjet	2.82	0.87	-9.26
overbite	2.02	0.67	-0.42

Measure Name	Mean	S.D.	Data
Upper Lip E-plane	-1.4	2.1	-3.84
Upper Lip Protrusion Ls to (Sn-Pog')	3.5	1	0.81
Lower Lip E-plane	0.8	2	0.54
Lower lip Protrusion Li to (Sn-Pog')	2.2	1	7.02

6. facial height analysis

전체적인 안면의 길이(TFH)는 약간 짧은 편이나 lower facial height는 약간 긴 편이여서 전체얼굴에서 하안면의 비율이 약간 증가되어 있는 소견을 보인다. 그 중에서도 maxilla의 height가 증가되어 있음을 알 수 있다.

7. 전체적인 평가

mandible의 overgrowth로 인한 prognathism이 주된 소견을 보인다. SNB, facial angle, Pog N Perpend 의 증가, Y axis 의 감소, facial angle의 증가 등이 mandible의 돌출을 나타내는 대표적인 소견이다. 이에 비해 maxilla는 위치, 돌출 정도 등에서 정상에 가까운 소견을 보이고 있다. 상악의 비율이 약간 증가되어 있는 소견을 보이나 occlusal plane이 정상에 가깝고 A to N perpend 가 정상을 보여 maxilla의 변화는 바람직 하지 않을 것으로 생각된다. 상하악의 관계는 severe disharmony 의 소견을 보이는데 negative overjet, facial convexity의 감소 등에서 나타난다. Lower lip과 chin의 protrusion 소견을 보인다. 따라서 mandibular setback을 통해 안모의 개선을 시도해 보는 것이 바람직하겠다.

Measure Name	Mean	S.D.	Data
Total Facial Height (TFH)	136.7	4.61	131.87
Lower facial height	75.72	4.63	78
ANS-Me / Nasion-Me	0.56	0.02	0.59
MnH/LFH	66.6	3	64.67

8. 수술후 결과

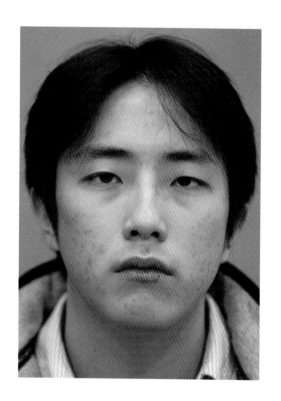 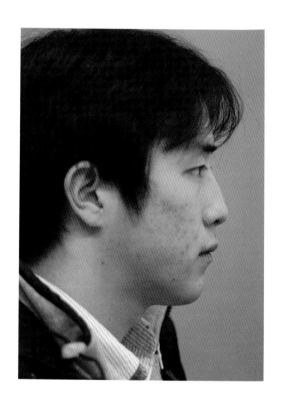

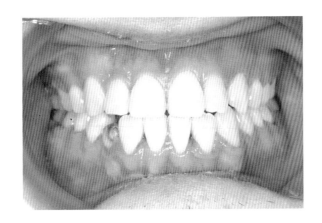

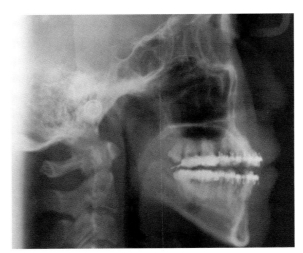

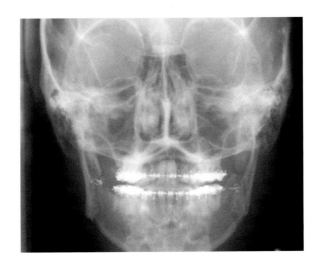

Case II.

I. 25세 여자 환자가 아래턱의 돌출과 부정교합 및 턱 관절에서 소리가 나는 것을 주소로 내원하였다.

II. 이학적 검사

중 안면부위의 현저한 성장 부진으로 인해 코 주위 부위 및 눈 아래 부위가 편평한 모습을 보인다. 하악의 전방 돌출 및 입술의 처짐을 볼 수 있다. 심한 crossbite를 보이나 상하악 치아의 중심 선은 비교적 잘 유지된 모습을 보인다.

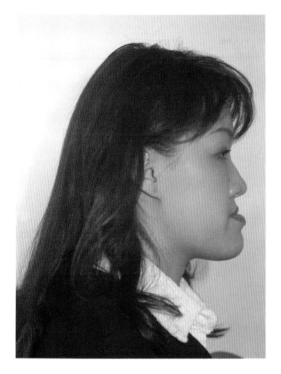
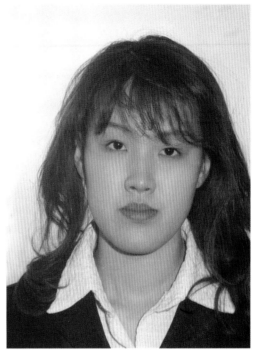
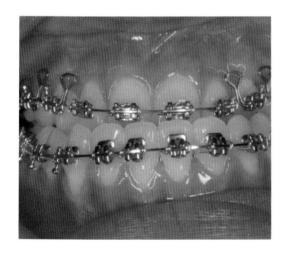
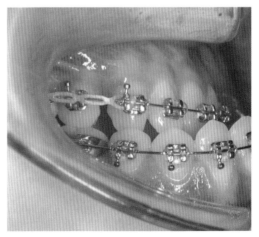

III. cephalometry 소견이다.

IV. cephalometry tracing 및 분석

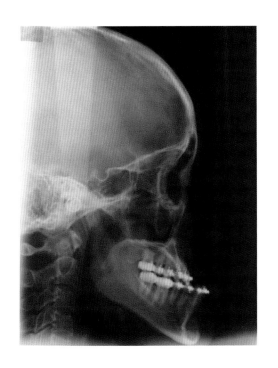
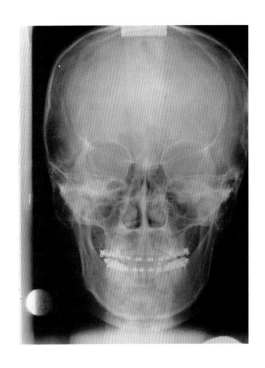

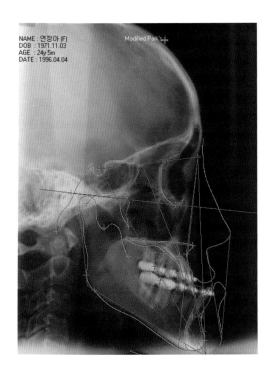

NAME : 연정아 (F)
DOB : 1971.11.03
AGE : 24y 5m
DATE : 1996.04.04

Modified Park's

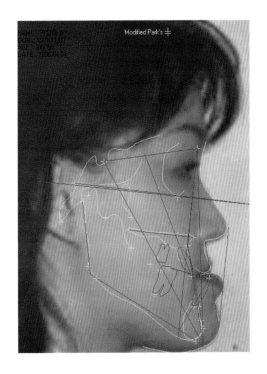

V. Modified Park's

Measure Name	Mean	S.D.	Data
SNA	79.89	3.38	76.54
A point - N Perpend	0.4	2.3	-0.82
SNB	77.09	3.72	84.61
Facial angle (Downs)	86	2.81	98.41
Y-Axis	61.01	2.8	53.83
Pog - N Perpend	-1.8	4.5	18.42
Mandibular Plane	30	2	24.18
Gonial Angle	128	7	131.28
ANB	2.8	2.37	-8.08
Wits' appraisal	-2.7	2.4	-24.93
N-A-Pg(facial convexity)	2.6	5.1	-19.25
Occlusal Plane	8.82	3.34	14.58
U1 to FH	111.3	4.3	118.68
U1 to A-Pog	7.8	2.2	1.27
U1 to L1(Interincisal angle)	131.9	10.3	125.01
L1 to Mn plane	5.85	6.25	-2.14
L1 to Occlusal Plane	66.1	5.2	78.27
L1 to A-Pog	3	2	11.8
Overjet	2.82	0.87	-13.47
Overbite	2.02	0.67	-2.99
Upper Lip E-plane	-1.2	2.6	-8.39
Lower Lip E-plane	0.5	1.7	0.27
Upper Lip Protrusion Ls to (Sn-Pog')	3.5	1	0.19
Lower lip Protrusion Li to (Sn-Pog')	2.2	1	8.37
Total facial height(TFH)	129.3	5.16	132.93
Lower facial height(LFH)	70.68	4.33	72.44
ANS-Me. / Nasion-Me	0.55	0.02	0.54
MnH/LFH	66.6	3	68.18

Modified Park's

(Female Adults)

ID :
NAME :
GENDER : Female

DOB : 1971.11.03
AGE : 24y 5m
DATE : 1996.04.04

Measure Name	Mean	S.D.		(-)	(+)
SNA (deg)	79.89	3.38	76.54		
A point - N Perpend (mm)	0.40	2.30	-0.82		
SNB (deg)	77.09	3.72	84.61 **		
Facial angle (Downs) (deg)	86.00	2.81	98.41 >>		
Y-Axis (deg)	61.01	2.80	53.83 **		
Pog - N Perpend (mm)	-1.80	4.50	18.42 >>		
Mandibular Plane (deg)	30.00	2.00	24.18 **		
Gonial Angle (deg)	128.00	7.00	131.28		
ANB	2.80	2.37	-8.08 <<		
Wits' appraisal	-2.70	2.40	-24.93 <<		
N-A-Pg(facial convexity) (deg)	2.60	5.10	-19.25 <<		
Occlusal Plane (deg)	8.82	3.34	14.58 *		
U1 to FH (deg)	111.30	4.30	118.68 *		
U1 to A-Pog (mm)	7.80	2.20	1.27 **		
U1 to L1(Interincisal angle) (deg)	131.90	10.30	125.01		
L1 to Mn plane (deg)	5.85	6.25	-2.14 *		
L1 to Occlusal Plane (deg)	66.10	5.20	78.27 **		
L1 to A-Pog (mm)	3.00	2.00	11.80 >>		
Overjet	2.82	0.87	-13.47 <<		
Overbite	2.02	0.67	-2.99 <<		
Upper Lip E-plane (mm)	-1.20	2.60	-8.39 **		
Lower Lip E-plane (mm)	0.50	1.70	0.27		
Upper Lip Protrusion Ls to (Sn-Pog') (mm)	3.50	1.00	0.19 ***		
Lower lip Protrusion Li to (Sn-Pog') (mm)	2.20	1.00	8.37 >>		
Total facial height(TFH) (mm)	129.30	5.16	132.93		
Lower facial height(LFH) (mm)	70.68	4.33	72.44		
ANS-Me. / Nasion-Me	0.55	0.02	0.54		
MnH/LFH	66.60	3.00	68.18		

VI. cephalometry 분석

1. Maxilla

SNA가 감소되어 있으며 FH를 기준으로 했을 때 nasion perpendicular to point A는 거의 정상 범위에 있다.

2. Mandible

1) SNB 가 증가되어 있으며 FH를 기준으로 하는 facial angle도 증가하여 있으므로 prognathism 등 하악의 과성장에 대해서 고려해 보아야 한다.
2) Y axis 역시 감소한 소견을 보여 턱의 돌출 정도가 심함을 의미한다.
3) Pog N Perpend 역시 증가하여 하악의 돌출을 의미한다.
4) Mandibular plane은 오히려 정상 미만이다.

3. Mandible-maxilla의 관계

ANB, Wits' appraisal 모두가 감소하여 하악이 상악에 비해 상대적으로 앞으로 나와 있음을 알 수 있다. Facial convexity가 감소하여 negative 값을 보이므로 중안면이 하안면에 비해 상대적으로 함몰되었음을 나타낸다.

Measure Name	Mean	S.D.	Data
SNA	79.89	3.38	76.54
A point - N Perpend	0.4	2.3	-0.82

Measure Name	Mean	S.D.	Data
SNB	77.09	3.72	84.61
Facial angle (Downs)	86	2.81	98.41
Y-Axis	61.01	2.8	53.83
Pog - N Perpend	-1.8	4.5	18.42
Mandibular Plane	30	2	24.18
Gonial Angle	128	7	131.28

Measure Name	Mean	S.D.	Data
ANB	2.8	2.37	-8.08
Wits' appraisal	-2.7	2.4	-24.93
N-A-Pg(facial convexity)	2.6	5.1	-19.25

4. Tooth analysis

occlusal plane이 증가되어 rotation된 양상을 보이면서 U1 to FH는 증가, L1 to mandibular plane은 감소하여 하악의 돌출에 의한 치아의 compensation양상을 나타낸다. 하지만 현재 환자가 치아 교정에 의한 decompensation으로 치아의 변화는 심하지 않은 편이다. Overjet는 13 mm의 negative overjet을 보여 prognathism의 소견을 보이며 그 양이 매우 많아 two jaw surgery의 필요성을 암시하고 있다.

5. Lip analysis

Ricketts의 esthetic plane에 대한 upper lip과 lower lip의 위치는 upper lip은 매우 후방에 위치하고 lower lip은 정상위치이다. 하지만 Burstone의 Sn Pog 선에 의한 분석에 의하면 lower lip이 돌출되어 있음을 알 수 있다.

6. Facial height analysis

전체적인 안면의 길이(TFH)는 약간 긴 편이나 정상 범위안에 있고 다른 모든 vertical height parameter들이 정상범위에 있다.

Measure Name	Mean	S.D.	Data
Occlusal Plane	8.82	3.34	14.58
U1 to FH	111.3	4.3	118.68
U1 to A-Pog	7.8	2.2	1.27
U1 to L1(Interincisal angle)	131.9	10.3	125.01
L1 to Mn plane	5.85	6.25	-2.14
L1 to Occlusal Plane	66.1	5.2	78.27
L1 to A-Pog	3	2	11.8
Overjet	2.82	0.87	-13.47
Overbite	2.02	0.67	-2.99

Measure Name	Mean	S.D.	Data
Upper Lip E-plane	-1.2	2.6	-8.39
Lower Lip E-plane	0.5	1.7	0.27
Upper Lip Protrusion Ls to (Sn-Pog')	3.5	1	0.19
Lower lip Protrusion Li to (Sn-Pog')	2.2	1	8.37

Measure Name	Mean	S.D.	Data
Total facial height(TFH)	129.3	5.16	132.93
Lower facial height(LFH)	70.68	4.33	72.44
ANS-Me. / Nasion-Me	0.55	0.02	0.54
MnH/LFH	66.6	3	68.18

7. 전체적인 평가

mandible의 overgrowth로 인한 prognathism과 함께 maxilla의 mild hypoplasia소견을보인다. Vertical height parameter들이 정상 소견을 보이므로 이들의 변화는 최소화하는 것이 바람직하다. 상하악의 관계는 severe anterior posterior disharmony의 소견을 보이는데 13mm의 negative overjet, 25mm Wits' appraisal등을 고려해 볼 때 하악 setback과 함께 상악의 advancemnet가 필요할 것으로 생각된다.

VII. 수술 결과

two jaw surgery를 시행하였다. Maxilla advancement 4 mm, superior impaction 2mm 시행하였고 mandible setback 13mm 시행하였다.

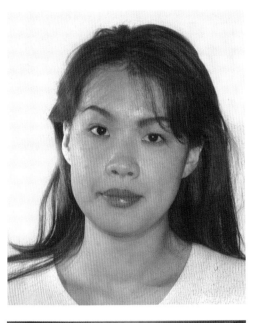

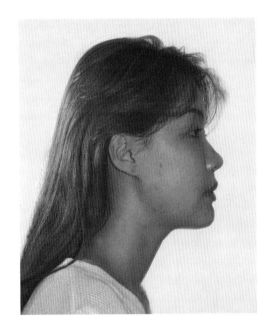

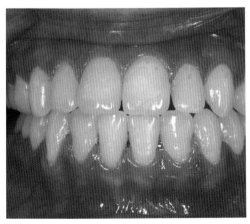

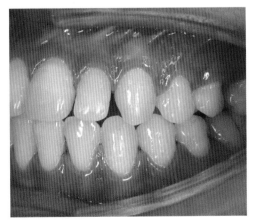

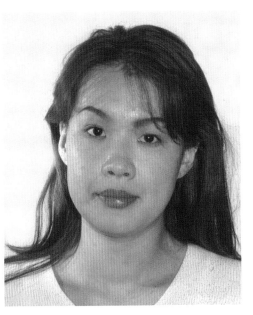
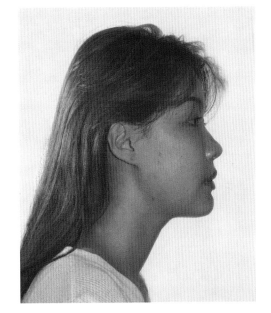
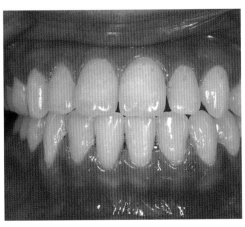
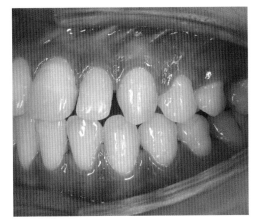

8. 주걱턱 환자의 분석(II)

이지 치과 박인권

Case I.

I. 24세 여자 환자로 아래 턱끝이 길고 앞으로 돌출한 것을 주소로 내원하였다.

II. 이학적 소견

chin의 길이가 증가되어 있으며 chin point의 asymmetry를 보여주고 있다. 중 안면부가 함몰 되었으며, 특히 코가 낮아 보이면서도 코 주위가 flat한 것이 눈에 뛰고, 전치부에 반대 교합(anterior cross bite)을 볼수 있다.

하악 전돌의 환자에서 흔히 보는 ANB angle의(-), 하악 전치의 lingual inclination(설측 경사)와 상악전치의 순측 경사를 볼수 있다.

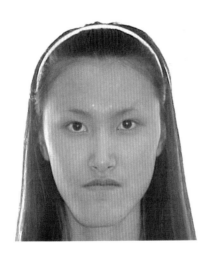
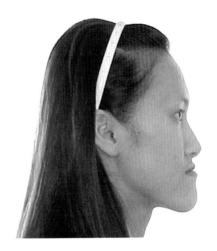
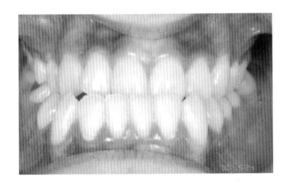
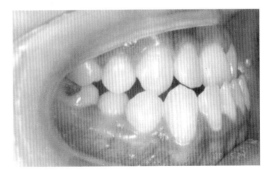

III. cephalometry 검사 소견이다.

골격적 하악 전돌 환자에서는 특히 하악과두의 경부(condylar neck)이 길고, 하악체(mandibular Body)가 긴 것을 볼 수 있다.

또한 하악체와 하악지(Ramus)가 이루는 각(Gonial Angle : 그림)이 큰 것(130도 이상)을 볼수 있다.

IV. cephalometry 분석

SNA   83

SNB   88

ANB   -5

Interincisal Angle   142

Wits Appraisal -11

FMA   25

FMIA 83

IMPA 72

SNA는 정상치 보다 오히려 약간 증가되어 있는 소견을 보이며 SNB 증가, ANB 감소 소견상 하악의 돌출 소견을 나타낸다. 치아 분석을 해 보면 Interincisal angle은 증가되어 있는 소견을 보이며 FMA(Frankfort mandibular plane angle)은 25도로 정상소견인데 IMPA(incisor mandibular plane angle)은 72도로 감소되어 있고 FMIA(Frankfort mandibular incisor angle)은 83도로 증가되어 있어 수술 전에 mandibular incisor의 inclination을 FMIA 68도, IMPA 90도 정도로 교정할 필요가 있다.

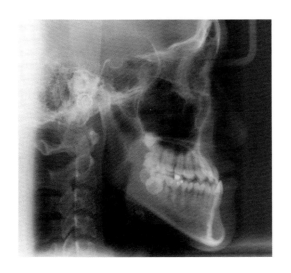
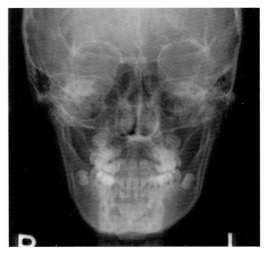

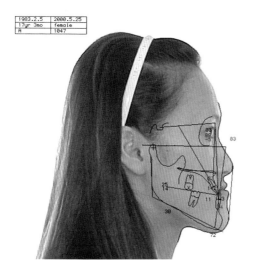
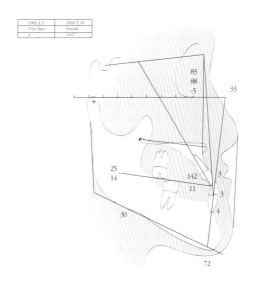

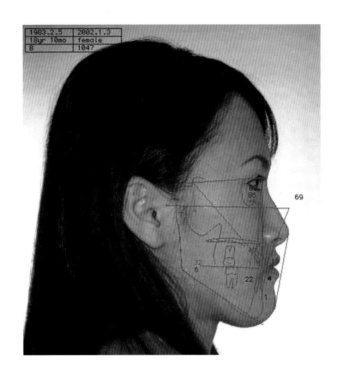

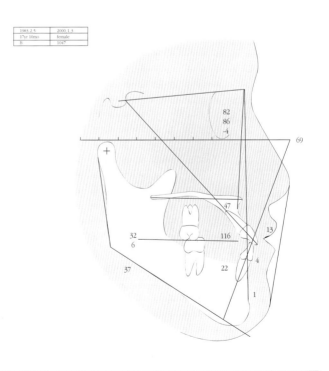

SNA   81.5

SNB   86

ANB   5.5

Interincisal Angle   116.2

Wits Appraisal   7

FMA   32

FMIA   69.5

IMPA   79

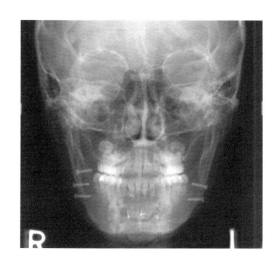
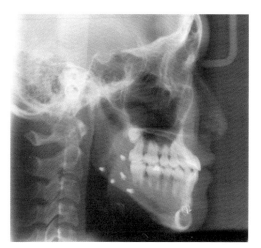

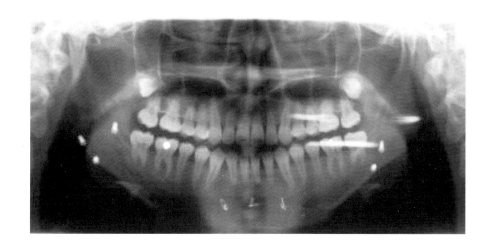

V. 수술 결과

mandibular setback과 genioplasty를 시행하였다.

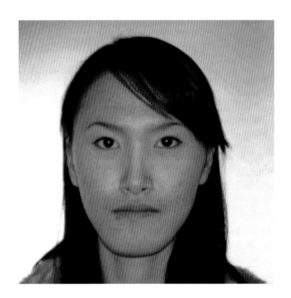

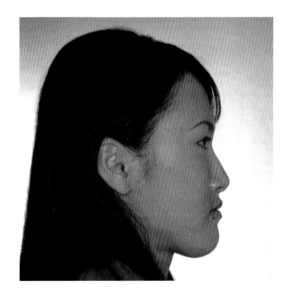

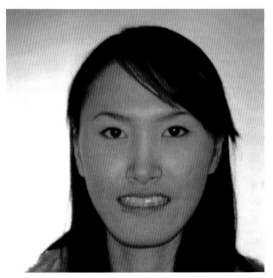

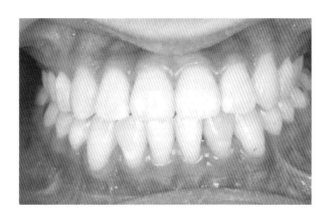

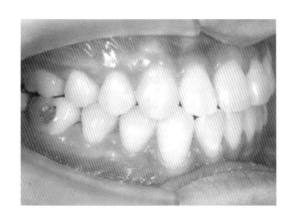

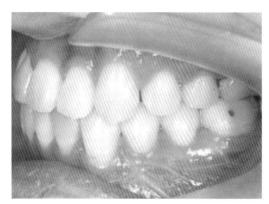

9. 돌출입 환자의 분석

이지 치과 박인권

Case I.

I. 22세의 여자 환자로 입 부위의 돌출을 주소로 내원하였다.

II. 이학적 검사

Lip protrusion과 mandibular retrusion을 의심할 수 있고, 상악치열이 하악치열보다 전방부에 위치하여 전치부의 커다란 overjet을 이루며, lip이 두텁고, 돌출되어있으며, smile시 gummy smile의 양상을 보인다.

안면고경, 특히 하안면 고경이 큰 것을 알수 있다.

III. cephalometry 촬영 소견이다.

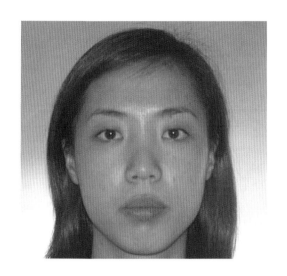
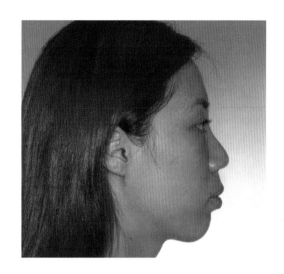

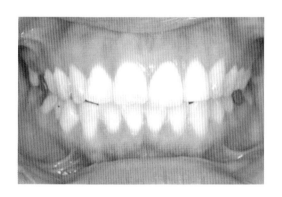
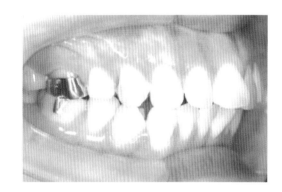

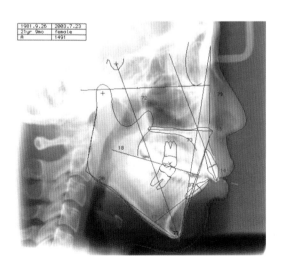
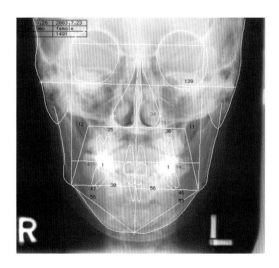

IV. Down analysis

SNA: 79

SNB: 71

ANB: 8

Mn. Plane Angle: 38

Interincisal Angle: 106

Y Axis: 72

Mandible의 후방회전(Y axis: 72)으로 mandibular plane angle이 크고, 하안면 고경이크다. Dental protrusion이 심하다.

이 경우 하안면 고경을 줄이고, mandible의 retrusion을 개선하기 위하여는 상하악 전치를 안으로 끌어들이고, 상악을 상방 전위(superior impaction) 시켜 하악골의 auto rotation을 이루게 하는 것이 좋으나, 경우에 따라서는 수술의 범위를 줄이고, 환자의 만족도를 얻기 위해 상악의 전방부 부분 절골술(segmental osteotomy)과 하악골 이부 성형술(geniopalsty)로 dental protrusion과 facial profile의 개선을 꾀할수도 있다.

1981.9.26	2003.7.23
21yr 9mo	female
A	1491

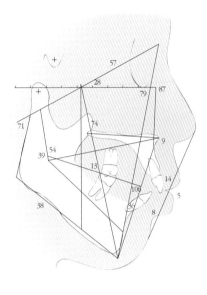

1981.9.26	2003.7.23
21yr 9mo	female
A	1491

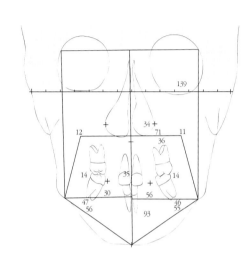

1981.9.26	2003.7.23
21yr 9mo	female
A	1491

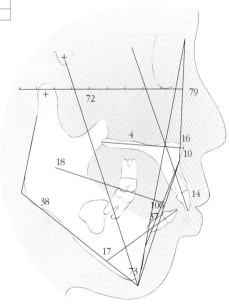

V. Surgery simulation

Option 1: maxillary anterior segmental osteotomy setback, superior impaction with rotation, mandibular setback, geniplasty

Option 2: maxillary anterior segmental osteotomy setback, translation without rotation, mandibular advancement, genioplasty

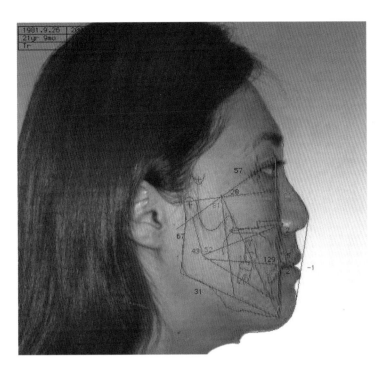

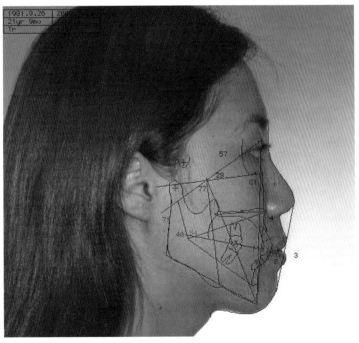

VI. 실제 수술 결과

option 2를 이용한 실제수술 결과이다.

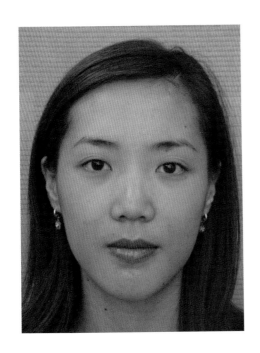
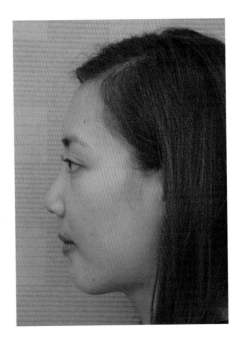
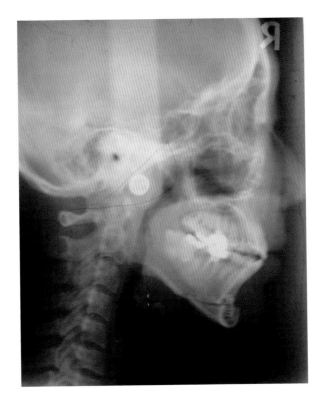

Case II.

I. 38세 여자 환자입니다.
　입의 윗부분이 튀어나온 인상을 주는 것을 주소로 내원하였다.

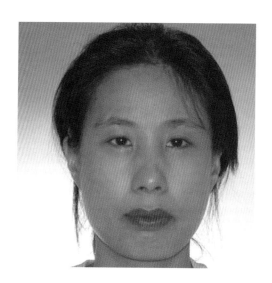

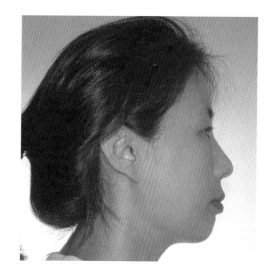
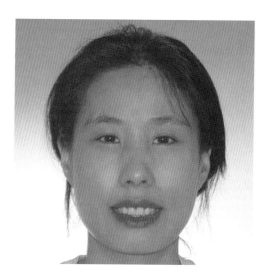

II. 이학적 검사

　중안면부가 발달하고 하순의 curling이 심하여 lip protrusion을 더욱 심하게 보인다. Smile시 상악전치가 거의 다보이며, 정도에 따라서는 gummy smile로도 보인다.

　상악치열이 하악치열보다 상당히 커서, 하악치열을 완전히 감쌓안은 듯한 형상을 하고 있다. 커다란 overjet과 overbite로 단순 교정치료로는 어렵다.

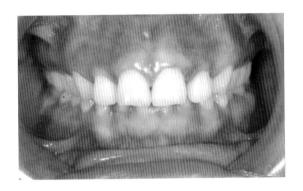

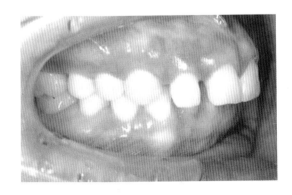
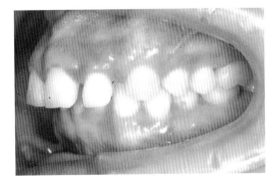

III. cephalometry

IV. cephalometry 분석

SNA: 81.5

SNB: 77

ANB: 4.5

Y Axis: 65.5

Mand.Plane Angle: 24

Interincisal Anglew: 125

Facial Plane Angle: 85

상악골이 하악골보다 전방에 위치한 것이 확실히 보이며, 상악전치의 각도(tooth axis)가 나쁘지 않고, 치아간의 공간(intedental space)이 많으며, 큰 overjet과 overbite으로 상악골의 부분 골절제 술로 좋은 적응이 된다.

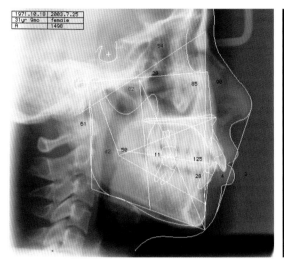
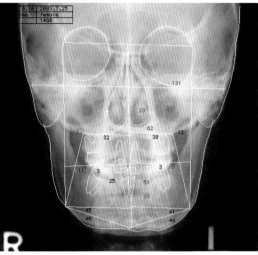
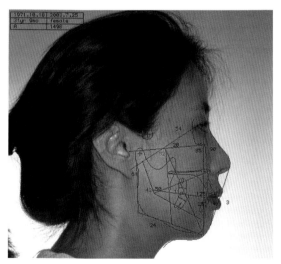
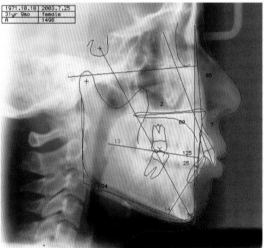

V. Surgery simulation

전방부의 segmental osteotomy와 상방이동으로 overjet과 overbite을 동시에 해결가능. 하악골의 모자라는 부분과 하악전치의 전방 돌출은 genioplasty로 해결

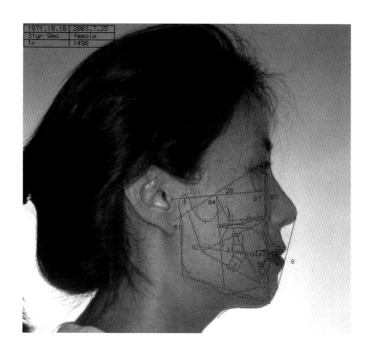

1971.10.18	2003.7.25
31yr 9mo	female
Tr	1498

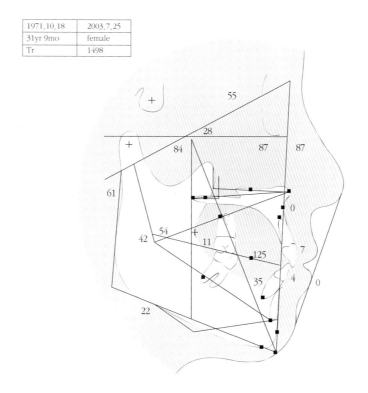

10. 턱끝 성형술

갸름한 성형외과 정지혁

안면 전체의 균형을 말할 때 chin의 중요성은 매우 크다.

그러나 아직 경험이 부족한 전공의들과 안면분석에 익숙지 않은 전문의들은 그 중요성에 대하여 가볍게 생각하는 경향이 없지 않은 것으로 보이고 정확한 계측, 분석 없이 눈대중으로 수술하는 사례가 잦다.

이 장에서는 먼저 chin의 중요성과 적당한 위치에 대하여 간단히 언급하고 이를 치료 목표로 달성하기 위해서 cephalometry분석의 중요성에 대해 설명하겠다.

I. Aesthetic of chin

1. chin의 중요성을 크게 두가지 면에서 생각할 수 있는데 첫째, 아무리 미인의 얼굴이라 해도 목과 안면부의 경계가 불명확하면 정면에서건, 측면에서건 상당히 어색함을 느끼게 한다. 어디까지가 얼굴이고 어디서부터가 목인지 명확한 경계가 지어지는게 좋다. 목과 얼굴의 경계는 gonion과 pogonion을 연결하는 턱선(marginal mandibular line)이며 chin은 그 앞쪽 끝 pogonion을 담당한다. (fig. 1)

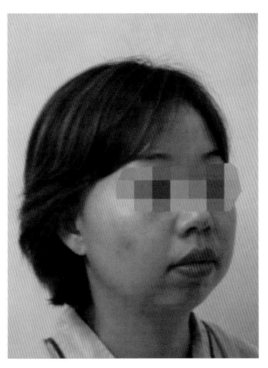

(fig. 1) 목과 얼굴의 경계가 불분명하다.

2. chin은 입술과 인접하여 있기 때문에 상대적인 전후관계로 인해 입이 튀어나와 보이게 하거나 반대로 합죽해 보이도록 할 수 있으며, 3차원적 입체감과 그림자 효과에 의해서 정면모습에서도 지대한 영향을 미친다.(fig. 2)

심미적으로 보기 좋은 chin의 위치는 어디일까? 다른 모든 인체 부분과 마찬가지로 여기에는 개개인의 주관적 기준 이전에 인종, 문화, 지역, 국가간 차이가 분명히 존재한다.

1968년 Gonzalez Ulloa는 브라질의 여성들에게서 이상적인 연조직 pogonion의 위치를 연조직 nasion를 통과하는 FH에 수직인 선상에 위치는 하는 것이 좋다고 발표하였다. 하지만 이후 미국과 북유럽국가에서 발표된 논문들을 연조직 nasion을 통과하는 진성 수평선(true horizontal)에 수직인 선보다 2.7~3.5mm 전방에 위치하는 것이 좋다고 한다. 최근 한국인을 대상으로 한 논문에서도 백인들과 비슷한 결과를 보여주고 있는데 한가지 주의할 점은 대상 실험군의 선택에서부터 백인과 비슷한 안모의 가진 사람을 실험대상으로 선택한 selection bias가 존재한다는 것이다.

이는 다른 국가에서도 마찬가지이므로 연구자들의 심미적 선택기준에 따라서 얼마든지 다른 결과가 나올 수 있다는 것을 의미한다. 따라서 각 논문들에서 발표한 수치를 절대 진리라고 믿지는 말아야 할 것이며 치료자 자신의 미적기준이 어떤지 또 환자 개개인의 미적 기준이 어떤지 심사숙고 해볼 필요가 있다. 하지만 모든 논문들에서 공통적으로 보여주는 소견은 연조직 pogonion이 하구순의 최전방점보다는 뒤에 위치하고 연조직 B point보다는 앞에 위치하는 것이다. 즉 자연스러운 구순하 S line이 나오도록 하는 것이 좋다는 좀 광범위한 결론을 얻게 된다.

Chin의 이상적인 상하 관계에 대하여 가장 일반적이고도 고전적으로 적용되고 있는 것은chin 자체의 위치라기 보다는 안면비율인 황금분율(golden proportion)인데 상안면부, 중안면부, 하안면부의 수직길이 비율을 1:1:1이 이상적이라는 것이다. 하지만 최근에는 하안면부가 조금 더 작은 얼굴을 선호는 경향이 높으며 1:1:0.9를 치료 목표로 두고 있는 임상의들이 늘어나고 있다.

정면에서 보았을 때 chin이 정중선상에 위치해야함은 말할 필요도 없다. 다음으로 chin의 폭에 대해서 고려해볼 수 있겠는데 여기에 대한 논문이나 저서를 저자는 아직 발견하지 못하였다. 일부 임상의 들은 뾰족한 느낌이 좋다고 주장하지만 얼마나 뾰족하다는 말이지 불분명하며 그런 표현을 쓰는 임상의들 조차 명확한 의미라고는 생각하지 못하고 있다. 저자의 경험으로는 chin 자체의 폭 경보다는 gonion에서 pogonion으로 연결되는 marginal madibular line이 convex 하면 chin 이 넓어 보이고 straight하면 더 갸름한 인상을 주고 concave 하면 더 뾰족한 인상을 주는 것 같다.

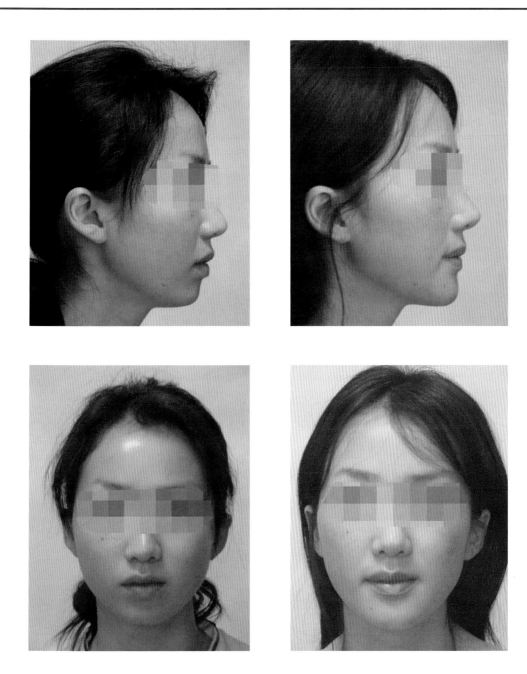

(fig. 2) advacement genioplasty 후 정면에서 outline 의 변화는 없지만 입체감과 그림자효과에 의해 달라 보인다.

II. Microgenia(small chin)

　　Cephalometry를 갖춘 병원에서는 microgenia의 진단과 치료 계획에서 최우선적으로 cephalometry를 촬영하지만 그렇지 못한 소규모 개원가에서는 cephalometry를 무시하고 눈대중으로 수술하는 사례가 많은데 이는 over 혹은 under correction의 가장 큰 원인이다. 정확한 진단과 수술 계획을 위해서는 cephalomtry가 필수이다.

　　앞서도 설명한 바 있듯이 이상적인 chin의 위치는 개인별로 또 그 지역의 문화, 인종별로 다르다. 저자는 microgenia의 치료 목표 설정에 있어서 Gonzalez Ulloa의 기준인 연조직 nasion을 통과하는 FH의 수직선을 선택하고 있다. 이는 미국이나 북유럽의 백인 기준보다 다소 후방에 위치하는 것이다. 일부 국내 논문에서 백인에 가까운 수치를 제시하고 있지만 microgenia 환자를 백인 기준으로 수술하면 환자들은 과교정(over correction)으로 생각하는 경향이 짙다. 그 이유는 augmentation 혹은 advancement genioplasty로 인한 안모의 변화가 무척 크고 오랜 기간동안 익숙해 있던 자신의 얼굴이 너무 급격히 변하기 때문인 것으로 생각된다.

　　이를 달성하기 위해서는 경조직 pogonion의 위치를 경조직 nasion을 통과하는 FH 수직선보다 5±1mm 정도 후방에 위치하도록하는게 적당하다. 그 이유는 한국 여성의 n-n' 의 두께가 평균 7mm이고 p-p' 가 평균 12mm이기 때문이다. 환자 개개인별로 연조직의 두께에 차이가 있으므로 환자별로 적당한 조절은 필요하다.(fig. 3) 그런데 microgenia 환자의 cephaolmetry를 보면 chin의 연조직이 12mm 이상으로 더 두꺼워진 것을 자주 볼 수 있는데 그 이유는 microgenia환자들은 lip seal이 잘 안되기 때문에 억지로 입을 다무는 습관이 있고 그 때문에 metalis 근육이 발달해 있는 사례가 있기 때문이다. 또 원래 cephalometry는 repose 상태에서 촬영해야 하는데 입을 꼭 다물고 찍어서 mentalis가 긴장해있는 것도 또 하나의 원인이다. 이런 현상들은 수술후 mentalis가 긴장할 필요가 없어지면 사라지는 것으로 보인다.

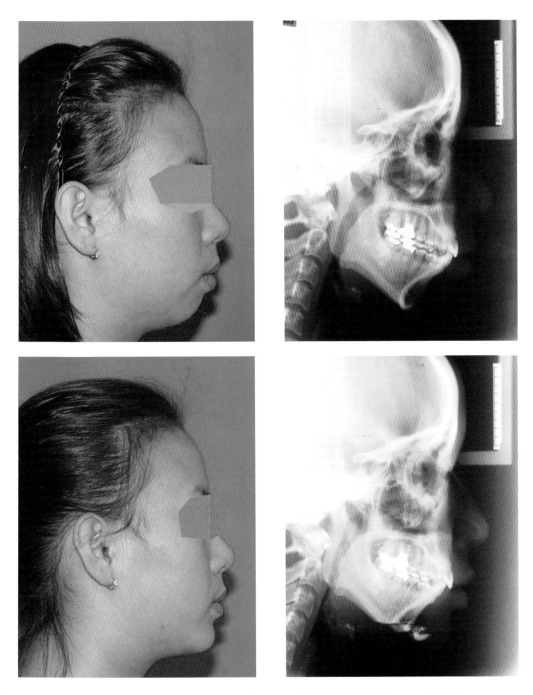

(fig. 3) pogonion 이 N perpendicular line에서 19mm 후방에 위치하여 2 step으로 14mm advance
하였다.

　　저자는 보형물을 이용한 augmentation genioplasty보다는 sliding advancement genioplasty를 선호한다. 일반적으로 augmentation genioplasty의 장점은 수술이 간단하고 국소마취로 가능하며 수술비가 저렴하다는 것으로 인식되어 있고 단점으로는 이물감과 보형물의 이동, 골흡수등이 있는 것으로 잘 알려져 있다. Advancement genioplasty의 장단점은 그 반대로 생각하면 될 것이다.

　　하지만 널리 알려지지 않은 advancement genioplasty의 장점 세가지가 있는데 lip seal의 개선, chin의 golf ball appearance의 개선, cervicomental angle의 개선이 그것이다. 이들 세가지 장점은 augmentation genioplasty에서는 잘 나타나지 않거나 나타난다 해도 미미하다.(fig. 4, fig. 5)

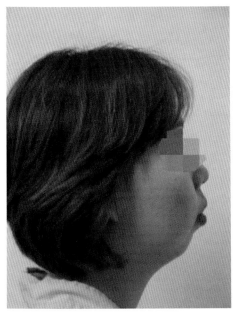
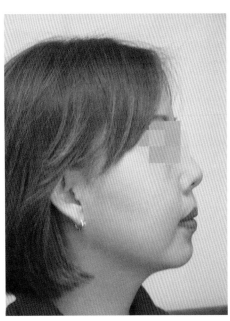

(fig. 4) advancement genioplasty로 cervicomental angle의 개선효과를 볼 수 있다.

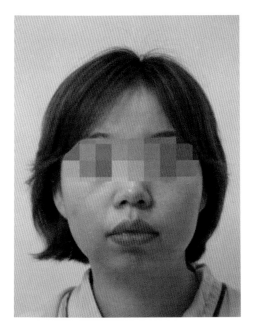
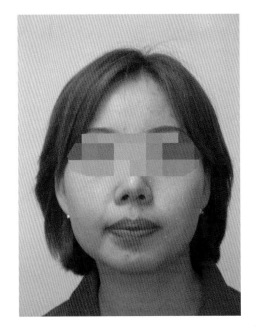

(fig. 5) advancement genioplasty로 lip seal의 개선과 chin의 golf ball appearance의 개선효과를 볼 수 있다.

또 간과되고 있는 보형물을 이용한 augmentation genioplasty의 단점에 capsular contracture가 있다(fig. 6). 보형물 주위로 피막구축현상이 생겨서 피부 겉으로 보형물의 윤곽이 드러나고 부자연스러워지는 현상인데 한번 발생하면 보형물을 제거해도 남아 있는 경향이 높고 advancement genioplasty로 바꾸어도 남아 있다.

물론 augmentation genioplasty의 장점들도 무시할 수는 없기에 경등도의 microgenia에서 적용할 수는 있겠으나 저자는 장기적 안정성 및 여러 문제를 고려해서 가급적이면 advancement genioplasty를 시술하고 있다.

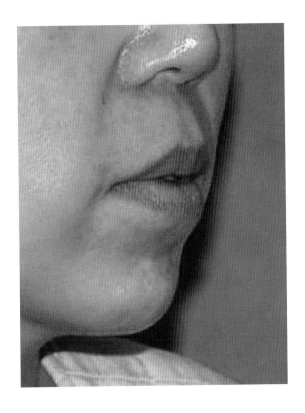

(fig. 6) mild capsular contracture. 보형물의 윤곽이 드러나 보이고 표면이 울퉁불퉁하다.

III. Macrogenia(large chin)

Macrogenia를 진단하기에 앞서 꼭 먼저 교합상태를 확인해야한다. 경험이 부족한 의사들이 prognathism을 macrogenia로 잘못 진단하는 수가 있기 때문이다.

또 순수한 macrogenia인지 혹은 macrognathia에 동반된 macrogenia인지 mandible body와 mandible angle를 확인하고 전체 mandible에 대한 총괄적인 고려가 필요하다.

Macrogenia의 진단 및 치료계획 수립에서도 cephalometry가 가장 중요하다. vertcal reduction을 고려할 때는 중안면부의 수직길이를 확인하고 하안면부와의 비율을 1:1 혹은 1:0.9에 맞추도록 한다. 이 때 말하는 중, 하안면부의 길이는 연조직의 길이를 말하는 것이다. (fig. 7)

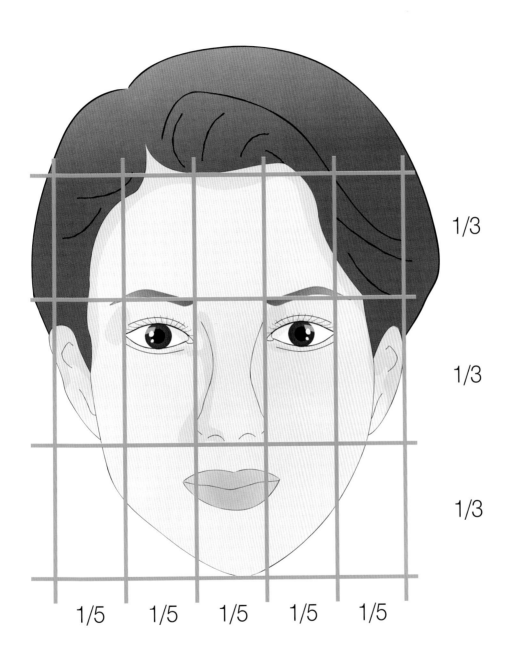

1/3

1/3

1/3

1/5 1/5 1/5 1/5 1/5

(fig. 7) 중안면부와 하안면부의 길이 비율

Macrogenia의 치료는 microgenia의 치료보다 제약이 많다. 첫번째 하치조 신경의 위치에 의한 제약이 더 심하게 작용한다. 두번째 연조직의 변화가 경조직의 변화를 100% 따라 오지 않는다. 이는 microgenia의 advancement genioplasty에서도 마찬가지이지만 연조직 변화의 기대치가 reducton genioplasty에서 더 낮게 나타난다. 세번째 손댈 수 없거나 충분히 수술할 수 없는 부분도 있다. 그래서 가장 이상적인 chin의 형태로 만들지 못하고 치료 목표를 수정해야 하는 수가 있다. 따라서 수술전 환자에게 치료 가능한 범위에 대한 충분한 설명이 요구되며 환자의 기대치가 너무 높을 때는 정정을 해주어야 한다.

가장 주의할 때가 pogonion의 후방이동이다. Pogonion이 후방이동하더라도 B point는 후방이동하지 못한다. Burring으로 일부 갈아준다 해도 하절치의 root가 가까이 있어 충분한 양을 제거하지 못하는 수가 많다. 결과적으로 labiomental groove가 없어지거나 약해지는 결과를 초래한다. 또 menton의 후방이동으로 인해 submental area 의 hooding이 생기고 그 결과 double chin과 비슷한 모습을 보일 수 있다.

vertical reduction을 고려할 때 꼭 고려해야 할 것은 neck throat point의 위치이다. vertical reduction의 결과로 menton의 위치가 neck throat point 보다 과도하게 상방에 위치하게 되면 cervicomental angle이 커지면서 매력적인 목선이 파괴된다.

이러한 이유로 reduction genioplasty를 꺼리고 두려워 하는 임상의들이 적지 않은데 적절한 indication을 잘 선택한다면 충분히 좋은 결과가 있을 수 있다. 좋지 못한 결과를 초래하는 이유는 앞서 설명한 부분들에 대한 충분한 고려가 없어 indication을 잘못 잡은 탓이라 할 수 있고 대표적인 사례는 prognathism을 reduction genioplasty로 치료한 것이다.

vertical reducton genioplasty는 반듯이 2단 절골과 중간 뼈조각의 제거가 되어야 한다. Menton부분을 shaving했을 때는 연조직의 변화가 훨씬 적다. degloving dissection과 해면골 노출의 결과로 scar tissue가 차오르고 섬유화가 일어나서 연조직의 변화는 minimal하기 때문이다.

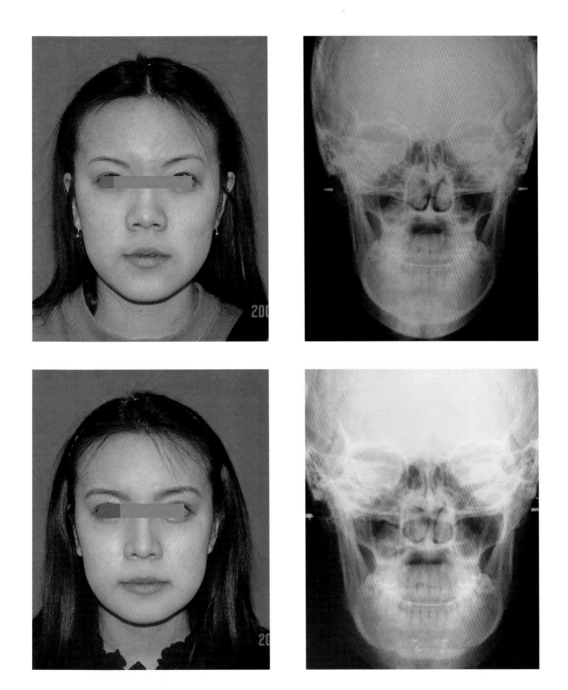

(fig. 8) 중안면부와 하안면부의 비율을 1 : 0.9로 맞추었다. chin이 작으면 좀 더 어리고 귀여운 인상을 준다.

제3부 정면두부방사선계측

11. 정면두부방사선사진의 이용

   정면 두부계측 분석법은 측면 두부계측 분석에 비해 널리 사용되고 있지 않아왔는데 그 이유로는 두부위치와 검사자에 따라 상의 확대와 변형이 잘 생기고, 여러 구조물의 중첩으로 인한 계측점 (landmark) 인지가 어려우며, 분석방법과 표준계측치가 미비한 점 등을 들 수 있겠다. 그러나 정면 두부계측 사진은 안면부의 폭(facial width)과 안면골 상호간의 비율을 알 수 있고, 비대칭의 정도와 각 심도(facial depth)에 따른 중심선 변화를 평가하여 골격 내부의 뒤틀림 현상을 평가할 수 있는 장점이 있다. 현재까지는 성형외과 분야에서는 정면 두부계측 분석법을 잘 사용하지 않았고, 이에 대한 체계적인 분석법도 없었다. 또한 치과 영역에서 주로 사용되어진 정면 두부계측 분석법은 폭 이나 길이 등의 절대적 계측치(예, facial height, mandibular width 등)를 사용함으로 사진 찍을 때 에 생기는 오차에 따라 잘못된 결과가 나타날 수 있고, 같은 모집단의 나이,성별에 따른 정확한 표 준치가 없을 때는 신뢰도가 떨어진다. 또한 안면의 폭과 길이의 비율 등 전체적인 조화를 판단 할 수 없으며, 분석 항목이 치아에 집중되어 있어(예, molar width, overbite 등) 성형외과에 흔한 질환 및 안면 윤곽에 대한 평가 시에는 충분한 분석정보를 얻을 수가 없었다

   따라서 저자들은 이런 배경 하에서 기존의 정면 두부계측 분석법 중에서 성형외과 영역에 유용한 분석 항목들을 선별하고 이를 체계적으로 배치한 정면 두부계측분석법을 이용하여 악안면 교정수 술 뿐만 아니라 관골축소술이나 하악골축소술 등의 안면윤곽성형술에도 적용하여 진단, 수술 계획 수립 및 결과 평가 등에 유용하게 사용할 수 있을것으로 생각된다.

12. 정면두부방사선사진의 투사 및 계측

울산대학교병원 성형외과 정영원

I. 투사를 위한 준비물

1. 아세테이트 재질의 투사지
2. 샤프펜슬
3. 평행선을 그을 수 있는 자
4. 180도까지 측정 가능한 각도기
5. 고정용 테이프
6. 판독대
7. 지우개

II. 투사를 위한 전반적인 고려사항

1. 판독대에 방사선사진의 네 귀퉁이를 테이프로 고정한다.
2. 가느다란 흑색펜으로 방사선사진에 십자 표시를 한다.
   ; 나중에 재투사하거나 사진과 아세테이트 투사지가 변위되었을 때 투사지를 재위치시키기가 용이하다.
3. 투사지의 매끈한 면이 방사선사진에 마주되게 위치시키고 테이프로 고정한다.
4. 투사지에도 십자 표시를 한다.
5. 환자의 이름, 등록번호, 나이, 사진 촬영 날짜를 기록한다.

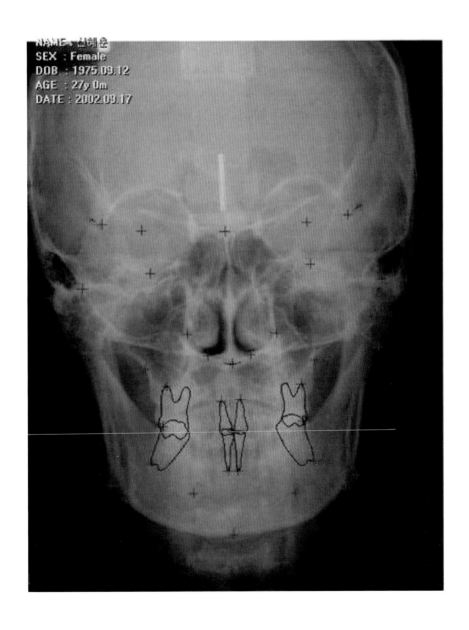

III. 투사의 순서 (점찍기)

일반적으로 위에서 아래로 진행하며 좌,우측의 대칭인 점은 한번에 투사한다. 일반적인 순서는 다음과 같다.

1. crista galli(C) — 중앙부에 위치한 crista galli 의 upper point
2. zygomatiofrontal process(ZL/R) — 관골 전두 봉합의 내측연과 안와가 교차하는 점
3. zygion(ZAL/R) — 관골궁의 최외측점
4. orbitale inferior(OIL/R) — 안와의 최하점
5. nasal lateralis(NLL/R) — 비공의 최외측점
6. nasal inferior(NIL/R) — 비공의 최하점
7. anterior nasal spine(ANS) — 경구개 상방, 비강 하부의 ANS의 중심점
8. condylion(CoL/R) — 하악과두의 최상방점
9. jugal process(JL/R) — 상악골 결절 외형과 관골궁체가 만나는 교차점 J point를 그리는데 어려움이 많지만 alveolar shadow와 maxillary shadow 만나는 곳이라고 생각하면 편리하다.
10. upper6 molar crown(U6C L/R) — 상악 제1대구치의 최외측 첨단점, 치아의 tip과 crown을 찍는 이유는 치아의 위치 및 경사를 알기 위해서이다.상하악의 대구치를 투사하는 경우에 끝에서 두번째 이빨을 그린다고 생각하면 쉽다. 대부분의 경우에는 대구치들이 중첩되므로 큰 차이는 없다. 이때 가능하면 치아 사진이나 모델을 참고하면서 투사를 하는 것이 좋다.
11. upper 6 molar root(U6R L/R) — 상악 제1대구치의 root의 tip
12. lower 6 molar crown(L6C L/R) — 하악 제1대구치의 최외측 첨단점
13. lower 6 molar root(L6R L/R) — 하악 제1대구치의 root 첨단점
14. upper central incisor crown(U1C L/R) — 상악 내절치의 최내측 첨단점
15. upper centeral incisor root(U1R L/R) — 상악 내절치의 root 첨단점
16. lower centeral incisor crown(L1C L/R) — 하악 내절치의 최내측 첨단점
17. lower centeral incisor root(L1R L/R) — 하악 내절치의 root 첨단점
18. gonion(GL/R) — 하악골 gonial protuberance의 외측하방 경계
19. antegonion(AGL/R) — 하악골 antigonial protuberance의 외측하방 경계
20. menton(Me) — 하악골정중봉합 하연의 점으로 mental protuberance의 직하방, Menton은 하악 incisor의 중간에서 수직선을 내려그어 mandible의 border와 만나는 점이다.
21. cranial width — cranium의 가장 넓은 점

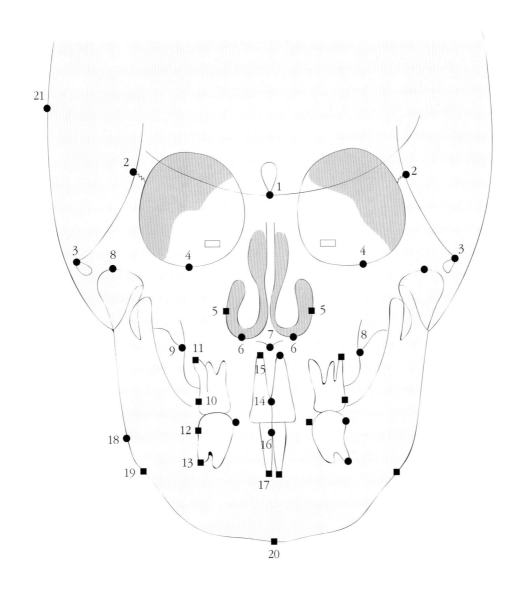

IV. 투사의 순서 (윤곽그리기)

1. 두개골의 측방 외형을 그린다.

2. 두개골과 유양돌기

3. 안와의 외형−안와의 아래쪽 contour는 높은 것보다는 조금 아래로 하는 것이 안전하다.

4. 관골의 외형, 관골궁

5. 전두골의 기저

6. greater wing of sphenoid의 윤곽

7. petrous portion−petrous portion은 안와의 lower 1/3 높이에 있는 것이 바람직하며 환자의 position을 나타내는 좋은 indicator이다. 만약 자세가 너무 수그러진 상태에서 잘못찍으면 petrous portion이 겹쳐서 잘 안보이게 되므로 촬영시의 자세를 확인할 수 있다.

8. 중앙부의 crital gali, septum, nasal base−nasal cavity의 floor를 그릴때는 이것이 양쪽 대칭/비 대칭의 좋은 기준이 되므로 높이에 신경써서 투사하는 것이 좋다.

9. 상악골

10. 하악골−Condylion은 정면두개안면방사선 사진에서 넓적하게 보이므로 앞쪽, 뒷쪽에서 contour 를 찾아서 그려볼것.

11. 상하악의 molar, 상하악의 incisor

■ 참고문헌

1. 백형선, 박영철, 손병화, 유영규. 최신두부방상선계측분석학. 지성출판사. 1999.

2. Athanasiou, A.E. Orthodontic cephalometry. Mosby-Wolfe. 1995.

3. Grayson, B. H., J. G. McCarthy, et al. (1983). "Analysis of craniofacial asymmetry by multiplane cephalometry." Am J Orthod 84(3): 217-24.

4. Grummons, D. C. and M. A. Kappeyne van de Coppello (1987). "A frontal asymmetry analysis." J Clin Orthod 21(7): 448-65.

5. Hewitt, A. B. (1975). "A radiographic study of facial asymmetry." Br J Orthod 2(1): 37-40.

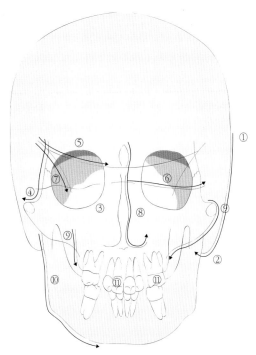

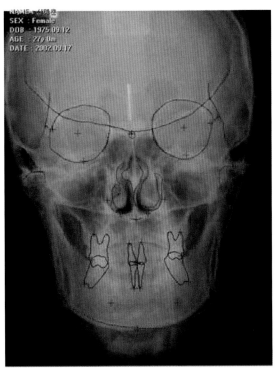

13. 정면두부방사선사진의 분석

정면두부방사선사진에서 점찍기와 윤곽 그리기가 끝나면 이런 점들을 이용하여 길이를 재거나 각도를 재어서 정상치와 비교 분석하여 환자의 문제점과 병변부위를 찾아낸다.

각각의 목적에 따라 다양한 분석방법들이 있지만 여기에서는 성형외과 영역에서 유용하고 많이 쓰이는 방법만 소개하겠다.

I. 안면폭경 분석(Facial width analysis)

1. Cranial width—머리의 가장 넓은 부분간의 거리
2. Facial width—권골궁 사이의 거리
3. Bi-gonial width—gonion 사이의 거리
   일반적으로 cranial width, facial width, bi-gonial width간에는 유의한 상관관계가 있다.
4. Mandibular width between antegonion—antegonion 사이의 거리

표 1. 한국인의 facial width

	남자		여자	
	평균	표준편차	평균	표준편차
Craniai width	165.21	5.03	157.26	7.23
Facial width	149.83	5.11	139.61	4.56
Bigonial width	112.27	6.61	105.52	3.65
Bi-antegonial width	96.86	4.23	92.17	3.65

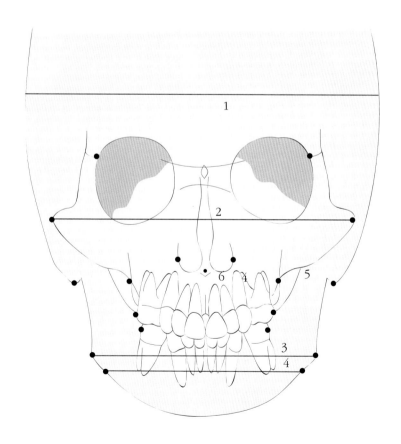

II. 안면고경 분석(Facial height analysis)

1. Total facial height(TFH)—crista gali에서 menton까지의 거리
2. Upper facial height—crista gali에서 ANS까지의 거리
3. Lower facial height—ANS에서 menton까지의 거리

표 2. 한국인의 facial height

	남자		여자	
	평균	표준편차	평균	표준편차
total facial height	125.16	4.68	117.28	5.23
upper facial height	53.61	3.57	51.3	3.65
lower facial height	71.55	3.15	65.98	3.43

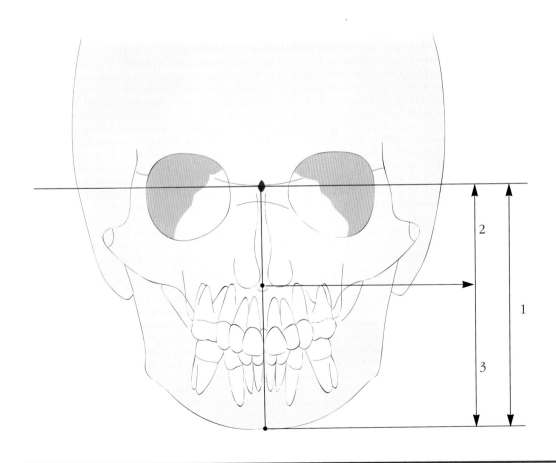

III. 안면폭경비율분석 (Facial width index)

안면 각 부분의 폭경간의 비율로 상안면, 중안면, 하안면간의 비율을 참조하면 유용하다.

1. facial width index—[facial width/(cranial width + maxillary width)] 안면 전체에 대한 안면의 폭을 나타내는 지표로 정상치는 0.62±0.03이며 prominent malar 환자에서 수치가 증가한다.
2. facial width/cranial width—두개부와 중안면의 폭경을 비교하는 수치로 증가하는 경우 중안면의 폭이 상대적을 넓음을 의미한다.
3. bi-gonial width / facial width—중안면과 하안면의 폭경을 비교하는 수치로 증가되는 경우 하안면의 폭이 상대적으로 넓음을 의미한다.

IV. 안면고경비율분석(Facial height ratio)

1. Upper facial height ratio—(upper facial height/total facial height)
2. Lower facial height ratio—(lower facial height/total facial height) 측면두부방사선의 값과 함께 비교하는 것이 좋다. 정상치는 0.57±0.02으로 증가하는 경우 하악길이의 증가를 고려해 볼 수 있다.

V. 안면지수(Facial index)

1. Total facial index at zygion(TFIZ)—(total facial height / facial width) TFI으로 표기기되기도 하는데 성형외과 영역에서 편의상 TFIZ로 부르고 있다. 안면길이와 폭의 관계를 알수 있다. 수치가 작아지면 얼굴이 넓어 보임을 의미한다.
2. Total facial index gonion(TFIG)—(total facial height / gonial width) 하악골의 폭과 안면길이의 관계를 알 수 있다. 정상치보다 작을수록 하악이 전체 얼굴에 비해 크다(넓다)는 것을 의미한다. 치과 영역에서는 antegonion을 더 중요시 여기나 정확한 투사가 어려운 점과 임상적인 의미를 고려할 때 gonion으로 나타내는 것이 유용할 것으로 생각된다.

표 3. 한국인의 facial width index

	남자		여자	
	평균	표준편차	평균	표준편차
facial width index	0.62	0.03	0.61	0.03
facial width/cranial width	0.91	0.03	0.89	0.05
bi-gonial width/ facial width	0.75	0.04	0.76	0.04

표 4. 한국인의 facial height ratio

	남자		여자	
	평균	표준편차	평균	표준편차
Upper facial ratio	0.43	0.02	0.44	0.02
Lower facial ratio	0.57	0.02	0.56	0.02

표 5. 한국인의 facial index 정상치

	남자		여자	
	평균	표준편차	평균	표준편차
TFIZ (at zygion)	0.84	0.04	0.84	0.04
TFIG (at gonion)	1.11	0.04	1.11	0.04

VI. 중심선 분석(Midline analysis)

안면골의 세 곳의 심도(가, 나, 다 평면)에서 각각 표시한 계측점의 중심점을 정중 시상면에서 연결하여 3개의 중심선으로 표시하고 비대칭의 심도와 위치를 평가한다.

- **가 평면**

  Mce : 안와의 중심을 결정하고 그 사이의 중점

  Mp : 비공의 좌외측점을 결정하고 그 사이의 중점

  Mi : 상악절치와 하악절치 사이의 중점

  Mg : gnathion 사이의 중점

- **나 평면**

  Msi : 두개저(cranial base)와 접형골(sphenoid bone)의 소익(lesser wing)이 만나는 점의 중점

  Mz : 관골궁 중심 사이의 중점

  Mc : 하악골의 근돌기(coronoid process) 사이의 중점

  Mx : jugal point 사이의 중점

  Mf : 이공(mental foramen)사이의 중점

- **다 평면**

  Md : 하악과두(condyle) 사이의 중점

  Mm : 유양돌기(mastoid process) 사이의 중점

  Mgo : gonion 사이의 중점

세 개의 투사도가 중첩되면 두개안면 골격내부의 warping현상이 관찰될 수 있다. 대부분의 비대칭 환자에서 두개안면 비대칭은 최후방 그리고 심부에 위치한 두 개의 구조물에서 경미해진다. 이러한 다중평면분석은 정면두부방사선사진의 시상면 관찰을 가능하게 한다.

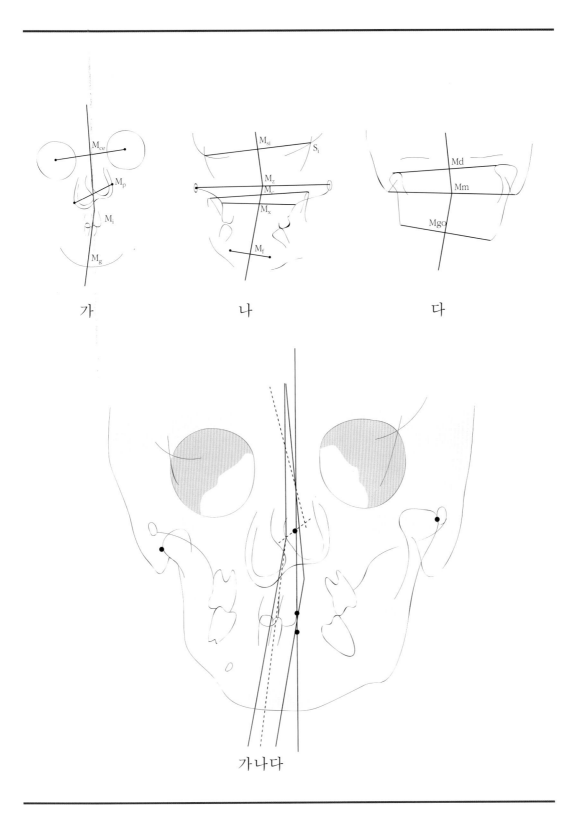

가　　　　　　나　　　　　　다

가나다

VII. 안면 높이 분석(facial level analysis)

접형골의 소익과 안와가 만나는 점을 연결한 수평선을 기준으로 계측점까지의 수직거리의 차이를 측정하였다. 좌우의 차이를 (우-좌)로 기록하고 그 값이 양의 값이면 우측이 길고 음이면 좌측이 긴것을 알 수 있다. 계측의 오차를 고려하여 3mm 이상의 차이가 있는 경우에 의미 있는 것으로 간주한다.

1. Orbit floor height difference−안와하연까지 거리의 차이
2. Nasal floor height difference−비공하연까지 거리의 차이
3. Jugal height difference−협골돌기까지 거리의 차이
4. U6 height difference−상악 제1대구치 절단면까지 거리의 차이
5. L6 height difference−하악 제1대구치 절단면까지 거리의 차이
6. Gonion height difference−gonion 까지 거리의 차이

VIII. Mid-sagittal reference를 이용한 중심선 분석

중심선 분석을 위해서는 좌우 양측의 안와선과 관골전두부골 봉합부위가 만나는 점(ZL, ZR)을 잇는 선과 이 선의 중간에서 내린 정 중선을 중심선(mid-sagittal reference)로 장고 Zy- Zy의 중점, J point의 중점, ANS, U1의 정점, L1의 중점, G0의 중점의 위치가 중심선에서 벗어난 정도를 측정하게 된다.

■ 참고문헌

1. 백형선, 박영철, 손병화, 유영규. 최신두부방상선계측분석학. 지성출판사. 1999.
2. Athanasiou, A.E. Orthodontic cephalometry. Mosby-Wolfe. 1995.
3. Grayson, B. H., J. G. McCarthy, et al. (1983). "Analysis of craniofacial asymmetry by multiplane cephalometry." Am J Orthod 84(3): 217-24.
4. Grummons, D. C. and M. A. Kappeyne van de Coppello (1987). "A frontal asymmetry analysis." J Clin Orthod 21(7): 448-65.
5. Hewitt, A. B. (1975). "A radiographic study of facial asymmetry." Br J Orthod 2(1): 37-40.

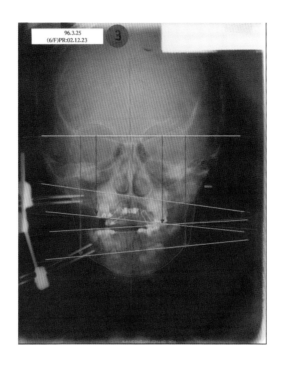

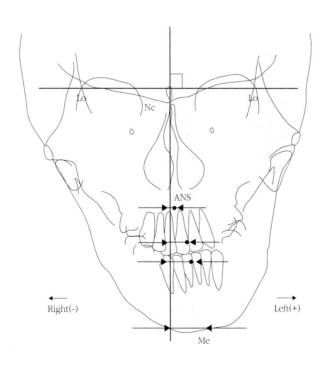

14. 사각턱 환자의 분석

Case1.

I. 25세 여자 환자로 사각턱과 얼굴이 크다는 것을 주소로 내원하였다.
술전 사진이다.

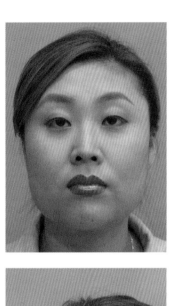

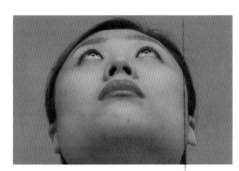

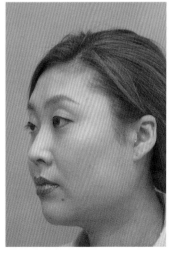

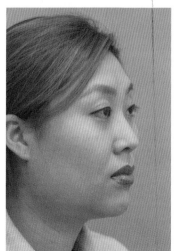

II. 투사 (점찍기)

정면 두부방사선사진을 찍고 정면두부계측사진을 투사지를 붙여서 준비하고 해부학적 계측점을 위에서부터 순서대로 투사하였다. 여러 구조물이 겹쳐져 있는 condylion, inferior orbital rim, teeth landmark 등은 백열전구에 비춰 보거나 dental cast 나 panoramic view 등을 함께 참고하여 표시하였다. Crista galli, ANS 등은 하나의 뾰족한 점으로 나타나지 않고 넓은 점으로 나타나므로 포인트를 찍기가 어려우므로 매번 같은 원칙을 정해서 같은 위치에 표시한다. 예를 들면 정중앙 부위에서 가장 낮은 점을 표시한다.

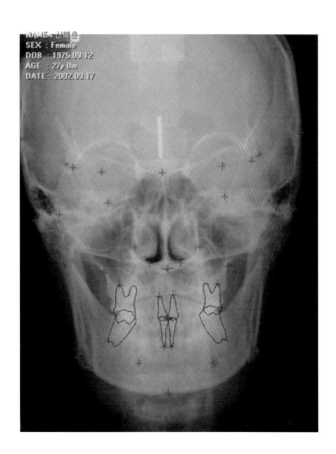

III. 투사(그리기)

윤곽선을 표시한다. 그러나 주의할점은 이 윤곽선도 정확한 것이 아니므로 이것으로 인해 잘못된 분석을 하지 않도록 주의한다. 특히 condyle 부위는 잘 보이지 않으므로 억지로 그리다 보면 하악 비대칭 처럼 보일 수 있으므로 도저히 구분하기 힘이 들 때에는 그냥 그리지 말던가 점선으로 표시한다. 코부위에서의 윤곽선은 turbinate 의 윤곽을 중심으로 그려서 airway obstruction 정도를 알 수 있게 한다.

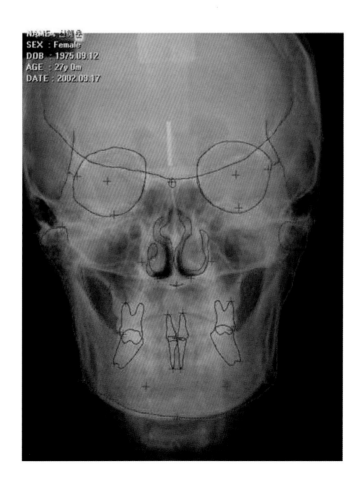

IV. 중심선 분석

안면골의 세 곳의 심도(가, 나, 다 평면)에서 각각 표시한 계측점의 중심점을 정중 시상면에서 연결하여 3개의 중심선으로 표시하였다. 3개의 중심선의 색깔을 각각 달리하면 구분하기가 편리 하다.

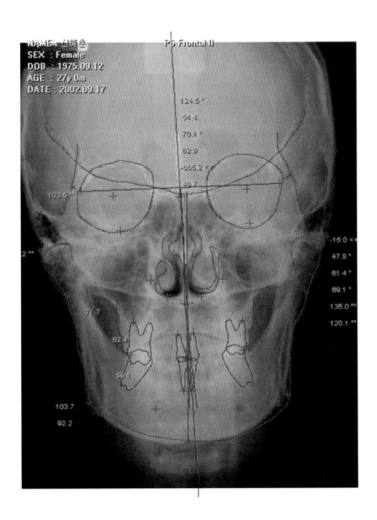

V. cephalometry 분석

각각의 계측치를 측정하였고, 정상 평균치와 표준편차를 이용하여 분석한 후 챠트로 표시하였다. 안면폭경분석 항목상 bi-gonial width가 106.6 mm로 약간 증가하였으나 그 정도가 심하지 않고 cranial width, facial width가 모두 증가되어 있어 모든 안면 폭경이 증가되어 있슴을 알 수 있다. 또한 facial height도 증가되어 있는 소견을 보여 전체적으로 얼굴의 크기가 증가되어 있는 모습을 보인다.

각 부분간의 비율을 보면 facial width index가 증가되어 있고 bi-gonial width/facial index가 감소되어 있어 하악에 비해 중안면의 넓이가 넓음을 알 수 있다. Total facial index at zygion 은 감소 되어 있는데 비해 TFIG는 약간 증가되어 있어 역시 중안면 부위가 넓음을 보여준다. 안면비대칭 분석 상 양측 투사점의 높이 차이가 3mm 미만으로 안면의 비대칭은 관찰되지 않는다.

VI. 결론

따라서 위의 환자는 전체적으로 큰 얼굴을 갖은 환자로 비율적으로는 중안면이 비교적 발달한 양상을 보인다. 따라서 하악각을 축소하여 하안면 부위의 폭을 줄여준다 하더라도 큰 미용적 개선을 이루기가 어려울 것으로 생각된다. 사진상에서 하악각이 발달한 모습은 근육 등의 연부조직일 가능성이 있으므로 이학적 검사에서 확인 하고 필요하면 보톡스 요법 등을 고려해 보는 것도 좋을 것으로 생각된다.

Measure Name	Mean	S.D.	Data
(W)Cranial width	157.26	7.23	163.3
(W)Facial Width	139.61	4.56	151.31
(W)Bi-gonial Width	105.52	4.83	106.62
(H)TFH(Cg-Me)	117.28	5.23	124.52
(H)UFH(Cg-ANS)	51.3	3.65	54.45
(H)LFH(ANS-Me)	65.98	3.43	70.11
(WR)Facial Width/Cranial Width	89	3	92.65
(WR)Facial Width Index	61	3	64.38
(WR)Bi-gonial Width/Facial Width	76	4	70.46
(H)LFHR	56	2	56.31
(FI)Total Facial Index Z	84	4	82.29
(FI)Total Facial Index G	111.93	4	116.79
(L)Nasal Floor Level	0	3	0.28
(L)Jugal Level	0	3	-1.26
(L)U6 Level	0	3	-0.91
(L)L6 Level	0	3	-0.17
(L)AG Level	0	3	0

Case II.

I. 22세 여자 환자로 두드러져 보이는 하악각을 주소로 내원하였다.

II. 이학적 검사

정면사진에서 midface width와 lower face width가 거의 동일함을 알 수 있다. 하악각 부위의 spur가 관찰된다. Mandibular border에서 double contour가 보이며 chin의 폭은 넓지 않다. 측면 사진에서 mandible angle 부위에 bulging되는 masseter muscle을 발견할 수 있으며 gonial angle이 right angle에 가까운 것을 관찰할 수 있다. Chin은 protrusive하지 않으며 microgenic 하지도 않아 정상 범위에 있는 것으로 생각된다.

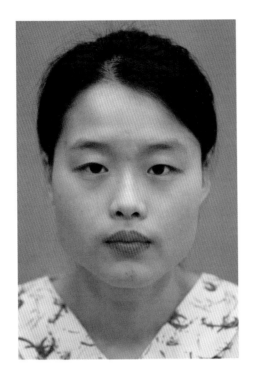

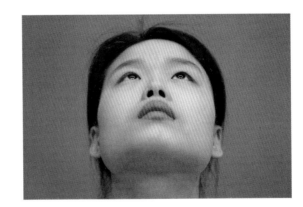

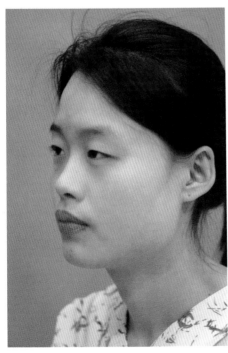

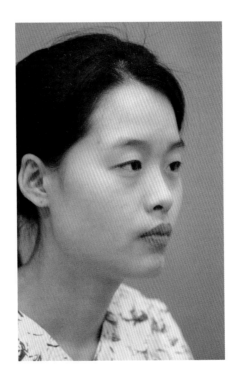

III. cephalometry

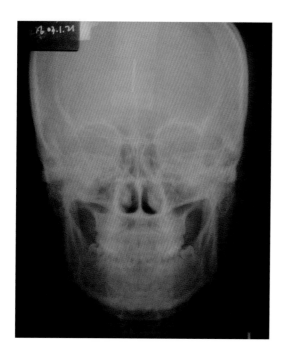
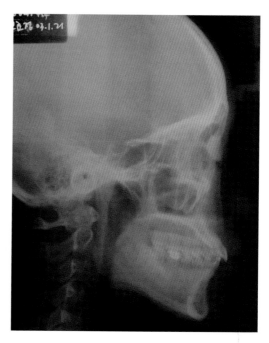

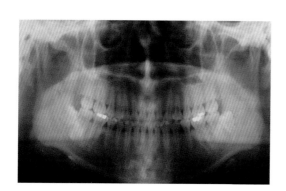
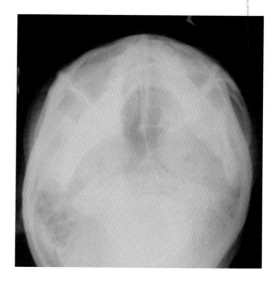

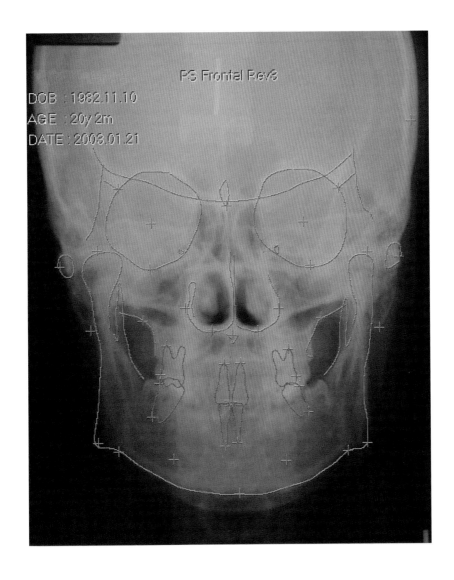

PS Frontal Rev3

DOB : 1982.11.10
AGE : 20y 2m
DATE : 2003.01.21

IV. cephalo 분석

안면 각 부분의 폭경 및 길이 분석을 시행하였다. 안면골의 폭경은 전체적으로 약간 증가되어 있으며 그중에서도 mandibular width가 많이 증가되어 있는 소견을 보인다. Facial height는 정상 범위의 소견을 보이며 width ratio중에서는 bi-gonial width/facial width가 증가하여 중안면에 비해 하안면의 폭경이 상대적으로 증가되어 있음을 알 수 있다. 가장 특징적인 소견은 TFIG가 약 2 SD 만큼 감소되어 있어 얼굴의 길이에 비해 하안면의 폭이 넓은 상태임을 알 수 있다.

종합적으로 이 환자의 경우는 전체적으로 정상적인 안면골 계측치를 보이며 하안면의 폭이 다른 부분의 길이에 비해 증가되어 있는 소견을 보이므로 mandible angle osteotomy 혹은 splitting of lateral cortex를 시행하여 하안면의 폭을 줄여줌으로써 좋은 효과를 볼 수 있을 것으로 생각된다.

Measure Name	Mean	S.D.	Data
(W)Cranial width	157.26	7.23	154.78
(W)Facial Width	139.61	4.56	143.56
(W)Mandibular Width G	105.52	4.83	113.96
(H)TFH(Cg-Me)	117.28	5.23	118.78
(H)UFH(Cg-ANS)	51.3	3.65	53.38
(H)LFH(ANS-Me)	65.98	3.43	65.41
(WR)Facial Width/Cranial Width	89	3	92.75
(WR)Facial Width Index	61	3	62.49
(WR)Bi-gonial Width/Facial Width	76	4	79.39
(H)LFHR	56	2	55.07
(FI)Total Facial Index Z	84	4	82.74
(FI)Total Facial Index G	111.93	4	104.23
(L)Nasal Floor Level	0	3	0.42
(L)Jugal Level	0	3	-1.19
(L)U6 Level	0	3	0.42
(L)L6 Level	0	3	1.27
(L)AG Level	0	3	0

V. 수술시 절제량의 결정

gonial width가 약 9mm 증가되어 있으므로 절제량을 양측에서 5mm씩 총 10mm 정도 reduction 이 바람직 할 것으로 보인다. 또한 facial index를 고려할 때도 118.78/(113.96-x)=1.11 에서 약 7mm 정도의 감소가 요구되며 facial width와의 ratio를 고려할 때도 (113.96-x)/143.56=0.76에서 약 5mm의 reduction이 필요하므로 전체적으로 약 5-10 mm 정도의 reduction일 필요하다는 것을 알 수 있다.

VI. 수술 및 수술 후 결과

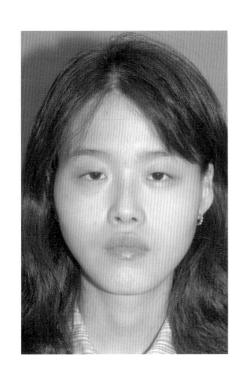
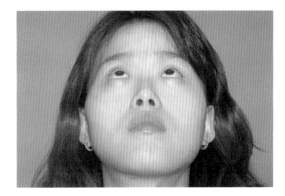
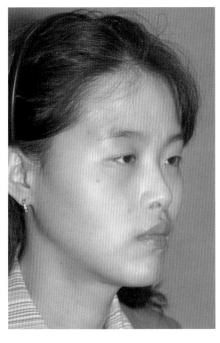
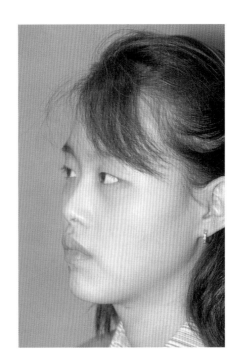

Case III.

I. 39세 여자 환자가 광대뼈의 두드러짐과 사각턱을 주소로 내원하였다.
환자는 또한 측두부와 볼의 함몰에 대해서도 교정을 원하였다.

II. 이학적검사

이학적 소견상 zygoma body가 두드러져 보이면서 정면 사진에서 사각턱의 양상을 보이고 있다.
3/4 view에서 gonial angle이 직각에 가까우며 mandibular plane이 flat한 것을 알 수 있다. Chin은
약간 돌출되어 있으면서 넓은 모양을 보인다.

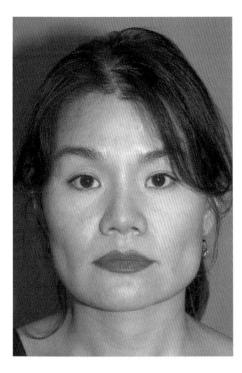
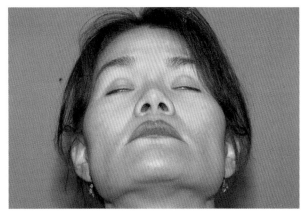
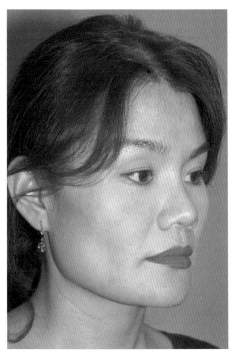
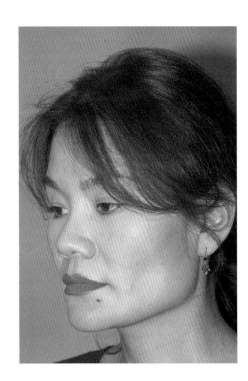

III. cephalometry

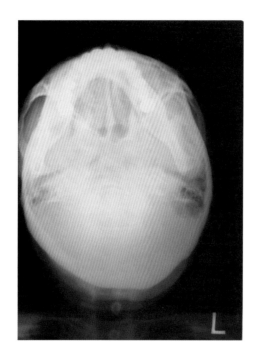 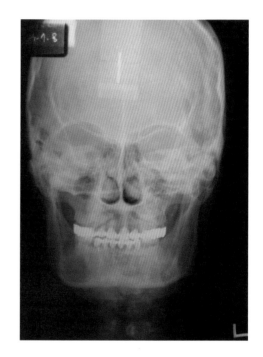

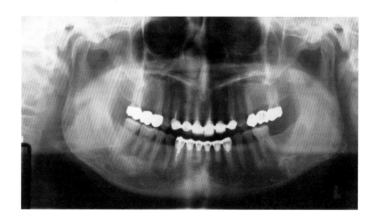

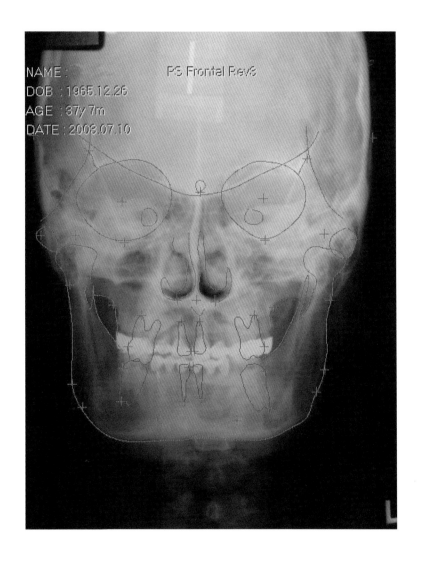

NAME :
DOB : 1965.12.26
AGE : 37y 7m
DATE : 2003.07.10

PS Frontal Rev3

IV. cephalometry 분석

정면cephalometry분석에서 facial width와 mandibular width가 각각 1 standard deviation, 2 standard deviation 이상 증가 되어 있는 소견을 보인다.

Facial height는 lower facial height만 감소되어 있는 소견을 보이며 facial width ratio는 cranial width에 비해 facial width가, facial width에 비해서는 mandibular width가 더 증가되어 있는 소견을 보인다.

Facial index는 얼굴의 길이에 비해 광대뼈, 하악각 level에서의 폭이 크며 특히 하악각의 벌어짐이 두드러진 소견을 보인다. 그 밖의 midline study, asymmetry study에서는 정상 소견을 보이고 있다.

따라서 본 cephalometry분석 상 이 환자는 mandibular width reduction이 필요한 상태로 그 양은 mandibular width 상에서는 약 10 mm정도가 필요하며 malar reduction의 경우에는 약 6mm가 필요하다. 하지만 이 환자의 facial height와 lower facial height역시 감소해 있는 상황을 고려하면 facial index를 정상으로 만들기 위해서는 gonion: $110/(116.25-x)=1.11$, zygoma: $110/(144.54-x)=0.84$의 공식에 따라 gonion 17mm, malar 14mm reduction이 필요하다. 또하나의 가능성은 감소되어 있는 facial height를 약간 늘려줌으로써 gonial level과 zygoma levle에서 필요한 reduction 양을 줄일 수 있는데 예를 들어 facial height를 5mm 증가시켜줌으로써 gonion: $115/(116.25-x)=1.11$, zygoma: $115/(144.54-x)=0.84$의 공식에 따라 gonion 12 mm, zygoma 8 mm만 reduction 해 주면 되고 facial height를 7mm 증가시켜주는 경우 gonion 10mm, zygoma 5mm만 reduction해 주면 되게 되므로 이 경우 정상적인 facial width 및 facial width ratio를 고려했을 때 chin vertical lengthening 5mm, bigonial reduction 10mm, zygoma reduction 6mm 로 비교적 이상적인 facial contour를 구성할 수 있을 것으로 예상된다.

V. 수술

수술은 bilateral zygoma reduction and posteromedial repositioning, mandibular angle reduction with curved osteotomy and sagittal resection, chin vertical lengthening을 시행하였다.

PS Frontal Rev3

(Female Adults)

ID :
NAME :
GENDER : Female

DOB : 1965.12.26
AGE : 37y 7m
DATE : 2003.07.10

Measure Name	Mean	S.D.		(-)	(+)
(W)Cranial width (mm)	157.26	7.23	155.96		
(W)Facial Width (mm)	139.61	4.56	144.54 *		
(W)Mandibular Width G (mm)	105.52	4.83	116.25 **		
(H)TFH(Cg-Me) (mm)	117.28	5.23	110.00 *		
(H)UFH(Cg-ANS) (mm)	51.30	3.65	48.04		
(H)LFH(ANs-Me) (mm)	65.98	3.43	61.98 *		
(WR)Facial Width/Cranial Width	89.00	3.00	92.68 *		
(WR)Facial Width Index(크면 큰광대뼈)	61.00	3.00	62.94		
(WR)Bi-gonial Widt/Facial Width(작으면 큰광대뼈, 작은하악ᄀ	76.00	4.00	80.43 *		
(H)LFHR	56.00	2.00	56.34		
(FI)Total Facial Index Z(작으면 큰광대뼈)	84.00	4.00	76.11 *		
(FI)Total Facial Index G(작으면 큰하악각)	111.93	4.00	94.62 <<		
(L)Nasal Floor Level	0.00	3.00	0.15		
(L)Jugal Level	0.00	3.00	-1.59		
(L)U6 Level	0.00	3.00	-2.48		
(L)L6 Level	0.00	3.00	-1.05		
(L)AG Level	0.00	3.00	0.00		
(M)Zy to MSR (mm)	0.00	3.00	0.17		
(M)CJP ot MSR (mm)	0.00	3.00	1.53		
(M)ANS to MSR (mm)	0.00	3.00	0.34		
(M)U1 to MSR (mm)	0.00	3.00	1.43		
(M)L1 to MSR (mm)	0.00	3.00	1.99		
(M)Go to MSR (mm)	0.00	3.00	2.50		
(M)Menton to MSR (mm)	0.00	3.00	1.25		

VI. 술후 cephalo metry

수술 후 facial width, facial height, facial width ratio, facial index, midline, asymmetry study 등 모든 parameter에서 정상 소견을 보이고 있다.

VII. 술후 cephalo 분석

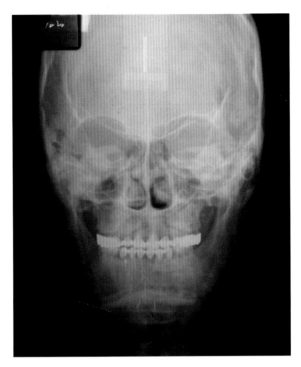

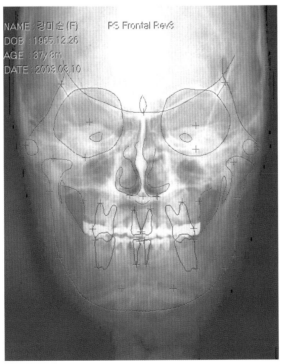

15. 광대뼈 돌출 환자의 분석

Case I.

I. 32세 여자 환자가 광대뼈의 돌출을 주소로 내원하였다.

II. 이학적 소견

이학적 소견상 정면 소견에서 temple은 flat to slightly concave한 상태에서 중안면부의 폭이 증가되어 있는 양상을 보이며 3/4 view에서 zygomatic body의 비대가 두드러진데 이것이 zygomatic arch 부위로 연결되는 양상을 보인다. Worm's eye view에서 central midface는 flat 한 양상을 보인다. 따라서 AP적인 reduction은 피해야 할 것으로 생각된다. Cheek은 sunken되어 있어 malar prominence를 돋보이게 하며 mandibular contour 및 width는 정상적인 모습을 보이고 있다.

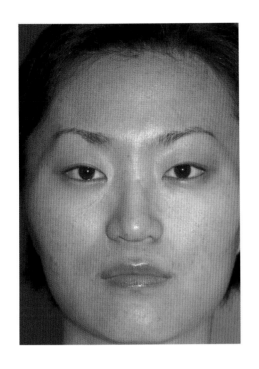
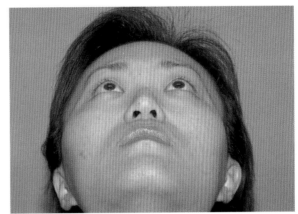
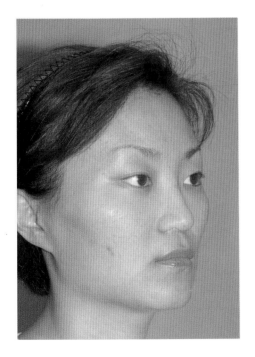
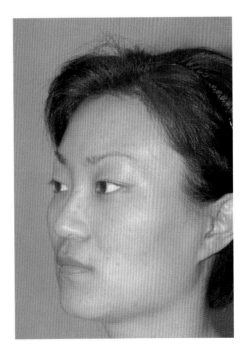

III. cephalometry

전체적으로 height, width등에서 특별한 abnormal finding은 보이지 않는다. facial midline과 dental midline도 잘 유지되고 있으며 전체적인 facial bone contour의 irregularity 혹은 asymmetry 는 발견 되지 않는다.

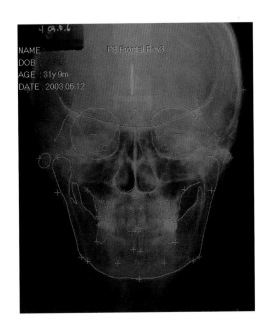

PS Frontal Rev3

(Female Adults)

ID :
NAME :
GENDER : Female

DOB : 1971.08.30
AGE : 31y 9m
DATE : 2003.05.12

Measure Name	Mean	S.D.	
(W)Cranial width (mm)	157.26	7.23	171.20 *
(W)Facial Width (mm)	139.61	4.56	152.66 **
(W)Mandibular Width G (mm)	105.52	4.83	93.48 **
(H)TFH(Cg-Me) (mm)	117.28	5.23	117.87
(H)UFH(Cg-ANS) (mm)	51.30	3.65	52.33
(H)LFH(ANs-Me) (mm)	65.98	3.43	65.56
(WR)Facial Width/Cranial Width	89.00	3.00	89.17
(WR)Facial Width Index(크면 큰광대뼈)	61.00	3.00	61.45
(WR)Bi-gonial Widt/Facial Width(작으면 큰광대뼈, 작은하약)	76.00	4.00	61.23 ***
(H)LFHR	56.00	2.00	55.63
(FI)Total Facial Index ㄹ(작으면 큰광대뼈)	84.00	4.00	77.21 *
(FI)Total Facial Index G(작으면 큰하약각)	111.93	4.00	126.09 ***
(L)Nasal Floor Level	0.00	3.00	0.38
(L)Jugal Level	0.00	3.00	1.45
(L)U6 Level	0.00	3.00	1.88
(L)L6 Level	0.00	3.00	0.38
(L)AG Level	0.00	3.00	0.00
(M)ZF to MSR (mm)	0.00	3.00	0.00
(M)Zy to MSR (mm)	0.00	3.00	1.91
(M)CJP ot MSR (mm)	0.00	3.00	2.12
(M)ANS to MSR (mm)	0.00	3.00	2.52
(M)U1 to MSR (mm)	0.00	3.00	3.00
(M)L1 to MSR (mm)	0.00	3.00	2.88
(M)Go to MSR (mm)	0.00	3.00	1.70

IV. cephalometry 분석

1. Width

Facial width가 증가된 소견을 보인다. 이에 비해 mandibular width는 감소된 양상을 보이며 cranial width가 증가된 소견으로 인해 더욱 역삼각형적인 모양을 이루고 있다.

2. Height

모든 facial height parameter들이 정상 소견을 보여주고 있다.

3. Width ratio, height ratio

Facial width를 cranial width, maxillary width와 비교해 보았을 때 정상적인 비율을 보이며 mandibular width와 비교하였을 때 상대적으로 큰 양상을 보인다. 이 width ratio만을 놓고 평가한 다면 전체적인 균형 속에서 mandibular width가 감소되어 있는 양상이라고 설명할 수 있겠다. 하지만 환자가 mandibular width를 넓히는 방향으로의 교정을 원하지 않으므로 facial width를 줄여 그 비율을 유지하여 facial harmony를 이루는 쪽으로 생각해 볼 수 있을 것이다.

Measure Name	Mean	S.D.	Data
(W)Cranial width	157.26	7.23	171.2
(W)Facial Width	139.61	4.56	152.66
(W)Mandibular Width G	105.52	4.83	93.48

Measure Name	Mean	S.D.	Data
(H)TFH(Cg-Me)	117.28	5.23	117.87
(H)UFH(Cg-ANS)	51.3	3.65	52.33
(H)LFH(ANs-Me)	65.98	3.43	65.56

Measure Name	Mean	S.D.	Data
(WR)Facial Width/Cranial Width	89	3	89.17
(WR)Facial Width Index	61	3	61.45
(WR)Bi-gonial Width/Facial Width	76	4	61.23
(H)LFHR	56	2	55.63

4. Facial index

facial index를 보면 좀더 결론이 확실 해 진다. Facial index at zygoma는 77.21로 감소되어 얼굴의 길이에 비해 폭이 넓음을 나타내고 facial index at gonion은 126.09로 증가되어 폭이 좁아져 있음을 나타낸다.

5. facial level

facial level은 정상 범위 안에 있어 facial asymmetry는 보이지 않음을 알 수 있다.

6. midline study

midline study에서는 모두 정상 범위에 있어 facial midline이 잘 유지됨을 알 수 있다. 종합하여 보면 얼굴의 길이가 정상 범위에 있고 symmetry, facial contour등에서 특별한 이상소견을 발견하기 어렵다. 단 facial index에서 zygoma level에서 많이 넓고 gonion level에서 많이 좁은 것을 발견할 수 있으므로 midface to lower face width의 부조화 문제를 해결해 주어야 할 것으로 생각된다.

Measure Name	Mean	S.D.	Data
(FI)Total Facial Index Z	84	4	77.21
(FI)Total Facial Index G	111.93	4	126.09

Measure Name	Mean	S.D.	Data
(L)Nasal Floor Level	0	3	0.38
(L)Jugal Level	0	3	1.45
(L)U6 Level	0	3	1.88
(L)L6 Level	0	3	0.38
(L)AG Level	0	3	0

Measure Name	Mean	S.D.	Data
(M)ZF to MSR	0	3	0
(M)Zy to MSR	0	3	1.91
(M)CJP ot MSR	0	3	2.12
(M)ANS to MSR	0	3	2.52
(M)U1 to MSR	0	3	3
(M)L1 to MSR	0	3	2.88
(M)Go to MSR	0	3	1.7

V. 수술 계획

midfacial width가 증가되어 있으므로 malar reduction을 계획하였다. Facial width가 정상치보다 13mm 증가되어 있으나 bi-gonial width/facial width 93.48/(152.66-x)=0.76로 계산한 수치는 30mm 정도 증가되어 있고 facial index를 이용하여 계산하면 117.87/(152.66-x)=0.84로 12 mm증가되어 있다. Midface to lower face disproportion을 고려한다면 12-15mm reduction을 계획하는 것이 바람직 할 것으로 생각된다.

VI. 수술 및 술후 결과

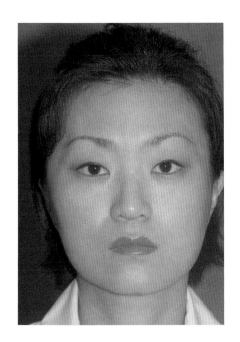
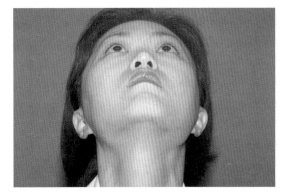
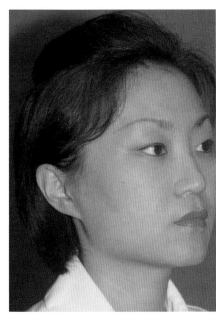
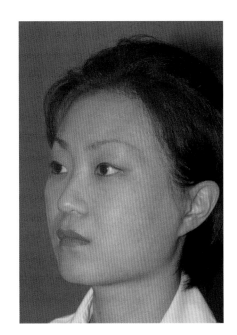

Case II.

I. 24세 여자 환자로 양쪽 광대뼈의 돌출 및 비대칭을 주소로 내원하였다.

II. 이학적 소견

양쪽 관골 체부의 돌출이 두드러지며 왼쪽이 상대적으로 크며 상방, 후방에 위치하고 있다.
관골궁 역시 바깥쪽으로 돌출되어 있는 양상을 보인다.

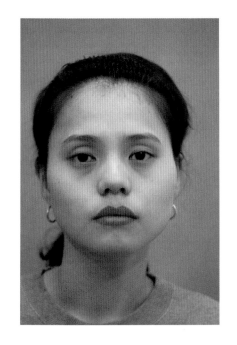

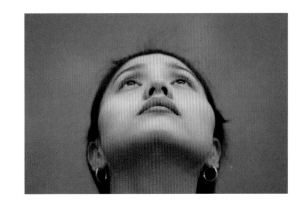

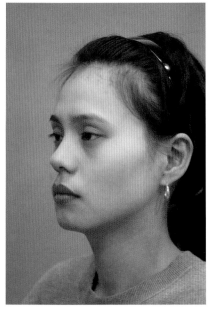

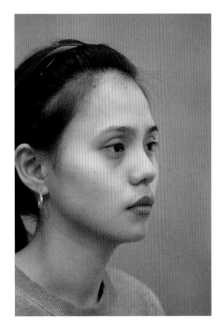

III. cephalometry

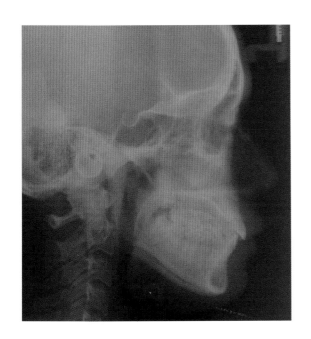
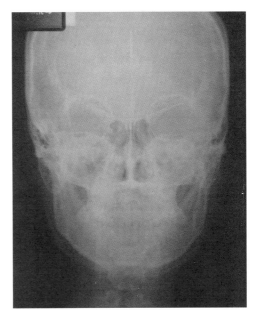
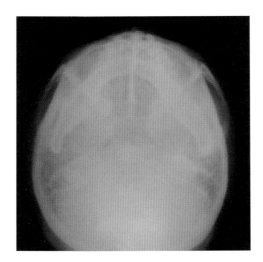
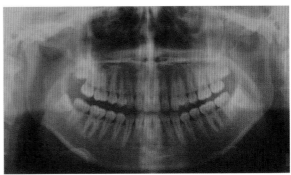

IV. cephalometry 분석

facial width와 mandibular width가 증가되어 있다. Facial width는 cranial width와의 비율, facial width index가 모두 증가되어있으며 facial index도 감소하여 facial width의 절대적인 값 뿐 아니라 상대적인 값이 모두 증가한 것을 알 수 있다. Mandibular width 역시 절대치, 상대치 모두 증가한 양상을 보인다. Facial height, facial level, facial midline은 모두 정상치를 보인다. 사진상으로 나타났던 zygoma shape의 asymmetry는 cephalometry분석상에서는 나타나지 않았다.

V. 수술 계획

환자는 facial width의 reduction과 zygoma body의 asymmetry를 교정하는 수술이 필요할 것으로 생각된다. facial width는 10mm 증가되어 있으며 facial index로 계산한 경우 112.95/(149.70-x)=0.84에서 15mm 증가되어 있는 소견을 보이지만 facial width와 mandibular width의 bi-gonial width/facial width로 계산하면 정상 소견을 보이고 있어서 가능하면 malar reduction시행시 mandibular angle reduction도 함께 시행하는 것을 고려해 보아야 겠다. 만약 환자가 malar reduction만 시행하기를 원한다면 reduction의 양을 10mm 미만으로 하여 midface to lower face disproportion이 과도하게 생기는 것을 예방하여야 하겠다.

PS Frontal Rev3

(Female Adults)

ID :
NAME :
GENDER : Female

DOB : 1979.07.03
AGE : 23y 4m
DATE : 2002.11.26

Measure Name	Mean	S.D.		(-)	(+)
(W)Cranial width (mm)	157.26	7.23	160.15		
(W)Facial Width (mm)	139.61	4.56	149.70 **		
(W)Mandibular Width G (mm)	105.52	4.83	115.31 **		
(H)TFH(Cg-Me) (mm)	117.28	5.23	112.95		
(H)UFH(Cg-ANS) (mm)	51.30	3.65	50.29		
(H)LFH(ANs-Me) (mm)	65.98	3.43	62.66		
(WR)Facial Width/Cranial Width	89.00	3.00	93.47 *		
(WR)Facial Width Index(크면 큰광대뼈)	61.00	3.00	64.53 *		
(WR)Bi-gonial Widt/Facial Width(작으면 큰광대뼈, 작은하악ੀ	76.00	4.00	77.03		
(H)LFHR	56.00	2.00	55.47		
(FI)Total Facial Index Z(작으면 큰광대뼈)	84.00	4.00	75.45 **		
(FI)Total Facial Index G(작으면 큰하악각)	111.93	4.00	97.96 ***		
(L)Nasal Floor Level	0.00	3.00	0.42		
(L)Jugal Level	0.00	3.00	-1.52		
(L)U6 Level	0.00	3.00	1.86		
(L)L6 Level	0.00	3.00	1.95		
(L)AG Level	0.00	3.00	0.00		
(M)ZF to MSR (mm)	0.00	3.00	0.76		
(M)Zy to MSR (mm)	0.00	3.00	0.85		
(M)CJP ot MSR (mm)	0.00	3.00	0.25		
(M)ANS to MSR (mm)	0.00	3.00	0.34		
(M)U1 to MSR (mm)	0.00	3.00	0.59		
(M)L1 to MSR (mm)	0.00	3.00	0.42		
(M)Go to MSR (mm)	0.00	3.00	0.93		

VI. 수술 및 술후 결과

Bilateral zygoma body and arch osteotomy and medial transposition operation 시행 후 3개월 사진이다.

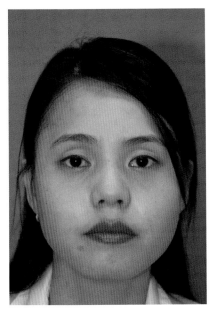
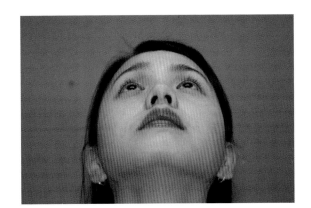
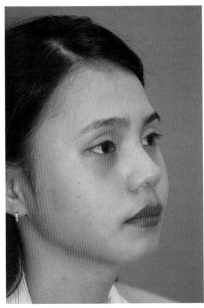
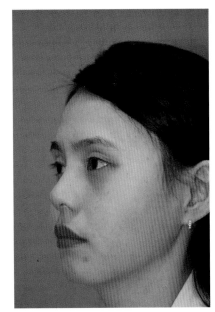

Case III.

I. 23세 여자 환자가 광대뼈가 돌출되었고 얼굴의 폭이 넓음을 주소로 내원하였다.

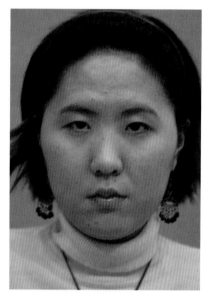
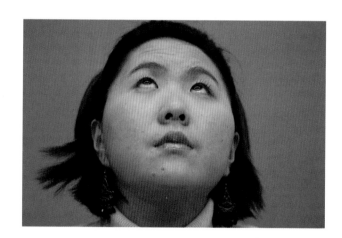
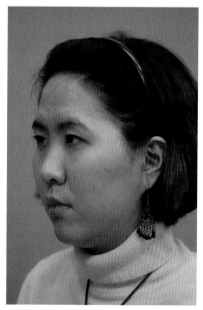
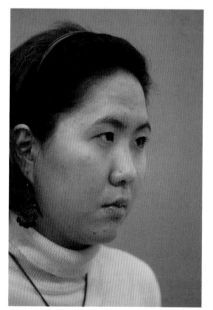

II. Cephalometry

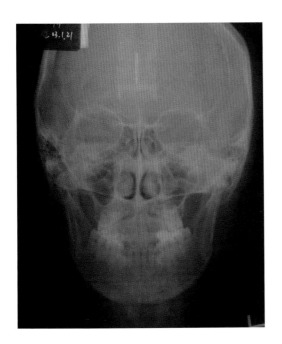
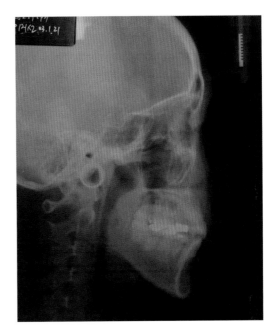
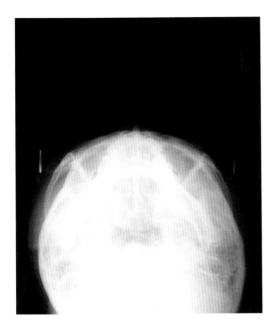
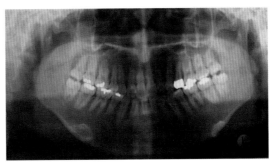

III. cephalometry 분석

cranial width, facial width, mandibular width 등 모든 width parameter가 증가되어 있다. 또한 모든 facial height가 증가되어 있다. 한마디로 얼굴 전체가 크다는 이야기가 된다. 이에 비해 width ratio는 정상 소견을 보임으로써 cranial, zygomatic, maxillary, gonial level에서의 facial width의 harmony가 유지되는 양상을 나타낸다. Facial index가 모두 증가한 양상을 보여주어 얼굴의 길이에 비해 폭이 오히려 좁은 편임을 나타내는 데 이는 환자가 제기한 문제와는 반대된 양상이다. 결론적으로 이 환자는 totally large face로서 upper face의 폭이 더 많이 증가된 상태로 zygoma reduction을 하는 경우에 facial width ratio, facial index등이 더 나쁜쪽으로 변하여 오히려 facial harmony가 악화되는 상황이 되므로 수술을 하지 않는 것이 바람직 할 것으로 생각된다.

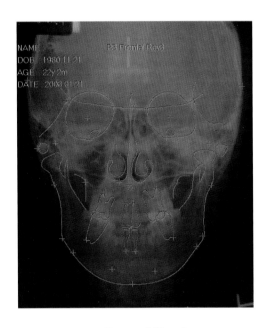

PS Frontal Rev3

(Female Adults)

ID :
NAME :
GENDER : Female

DOB : 1980.11.21
AGE : 22y 2m
DATE : 2003.01.21

Measure Name	Mean	S.D.		[-]	[+]
(W)Cranial width (mm)	157.26	7.23	170.60 *		
(W)Facial Width (mm)	139.61	4.56	150.12 **		
(W)Mandibular Width G (mm)	105.52	4.83	111.01 *		
(H)TFH(Cg-Me) (mm)	117.28	5.23	135.81 ***		
(H)UFH(Cg-ANS) (mm)	51.30	3.65	59.47 **		
(H)LFH(ANs-Me) (mm)	65.98	3.43	76.40 ***		
(WR)Facial Width/Cranial Width	89.00	3.00	87.99		
(WR)Facial Width Index(크면 큰광대뼈)	61.00	3.00	61.80		
(WR)Bi-gonial Widt/Facial Width(작으면 큰광대뼈, 작은하악각	76.00	4.00	73.95		
(H)LFHR	56.00	2.00	56.25		
(FI)Total Facial Index Z(작으면 큰광대뼈)	84.00	4.00	90.47 *		
(FI)Total Facial Index G(작으면 큰하악각)	111.93	4.00	122.34 **		
(L)Nasal Floor Level	0.00	3.00	0.27		
(L)Jugal Level	0.00	3.00	0.46		
(L)U6 Level	0.00	3.00	0.20		
(L)L6 Level	0.00	3.00	-0.77		
(L)AG Level	0.00	3.00	0.00		
(M)Zy to MSR (mm)	0.00	3.00	0.25		
(M)CJP ot MSR (mm)	0.00	3.00	0.85		
(M)ANS to MSR (mm)	0.00	3.00	2.03		
(M)U1 to MSR (mm)	0.00	3.00	1.10		
(M)L1 to MSR (mm)	0.00	3.00	1.78		
(M)Go to MSR (mm)	0.00	3.00	1.95		
(M)Menton to MSR (mm)	0.00	3.00	0.00		

제4부 연부조직 두부상사선계측

16. 연부조직 두부방사선의 이용

왜 연부조직인가?

전통적으로 환자의 안면골 분석에 가장 많이 쓰였던 방법이 두개안면방사선 촬영을 이용한 안면 골 분석과 model surgery를 이용한 안면 분석이었다. 두부방사선사진을 이용한 기존 분석법은 Steiner, Jarabak, Ricketts, Downs, McNamara 등 우리에게 비교적 친숙한 분석법이나 이들 방법들 은 그 자체가 두개저를 기준점으로 삼음으로 기준점이 갖는 문제점, 기존의 정상치의 값이 바람직 한 얼굴의 모습을 반영하지 못하는 점, 그리고 교합의 개선만을 중요시 해서 실제로 얼굴 모양의 개 선이 불충분 한 점 등 많은 문제점이 제기되었다. 또 골조직의 분포와 연부조직의 분포가 개인마다 차이가 있을 수 있고 수술 전 후 계획에서도 골조직의 변화 량과 연부조직의 변화 량이 일치하지 않 아 수술 후 결과가 만족스럽지 못한 경우가 많았다. 가장 흔한 경우로는 입술이 너무 들어가거나 nasolabial angle이 너무 커지는 경우가 있는데 이는 안면골 및 교합을 기준으로 한 치료 계획이 얼 굴의 모습을 개선시키는데 한계가 있음을 반증한다. 따라서 연부조직을 기준으로 한 두부방사선분 석법의 필요성이 제기되었고 최근 Dr. Arnett 등에 의해 정상치에 대한 연구 및 술전 계획에 대한 연구가 진행되었다.

또 한가지 성형외과 의사의 입장에서, 특히 기존의 두개 안면 방사선 분석에 익숙하지 않은 경우 이더라도 쉽게 이용이 가능하다는 장점이 있다.

이 장에서 soft tissue cephalometry에 관련된 상항 중에서 실제로 환자의 진단 및 치료계획 수립 에 유용한 부분만을 선택하여 소개하도록 하겠다.

17. 연부조직 두부방사선계측

I. 기본 준비

일관된 분석을 위하여 일단 환자를 기준이 되는 자세로 유지시키는 것이 중요하다(natural head position). 먼저 턱관절을 자연스럽게 하고 위, 아래 이빨이 살짝 닫는 듯한 상태에서 입술의 긴장을 풀고 자기의 정면을 주시한다. 정면이라 함은 자기 앞에 거울을 가져다 놓았다고 가정하고 거울 속의 자기의 눈을 응시하면 된다.

또 한가지는 연부조직 두부방사선계측(soft tissue cephalometry)의 landmark중에는 특수한 marking이 필요한 경우가 있다. 즉 방사선 촬영 전에 조그만 gold plate나 납 구슬 등을 테이프를 이용하여 미리 얼굴 피부에 부착하여 얼굴 표면의 위치를 두부방사선사진위에 나타내어야 한다. 이러한 조작이 필요한 landmark로는 OR'(soft tissue orbitale), CB(cheek bone), SP(subpupil), NB(nasal base), NTP(neck throat point) 등이 있다.

연부 조직의 계측 시 landmark를 표시하기 위해서는 soft tissue contrast가 확실한 두부방사선사진이 필요하다. 촬영전 미리 촬영기사에게 이러한 점을 주지시켜 soft tissue contrast가 확실한 사진을 얻도록 하여야 한다. 또 방사선 사진을 scan하여 컴퓨터에서 계측하는 경우 scan 과정에서 soft tissue contrast가 소실되지 않도록 주의하여야 한다.

〈Left face〉

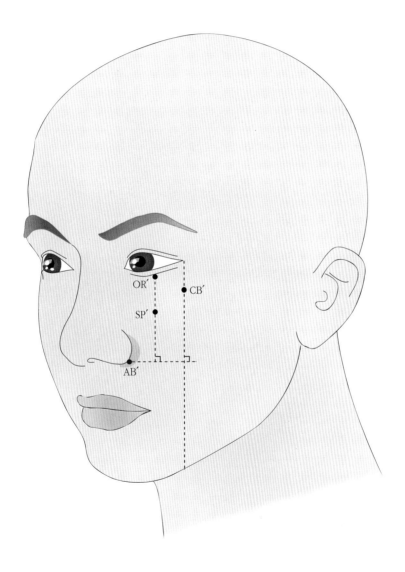

II. 계측점

1. G(glabella)−전두부의 최전방점

2. N'(soft tissue nasion)−이마에서 코로 이행되는 연조직 외형의 제일 깊은 점

3. Pn(soft tissue prronasale)−코의 최전방점

4. Sn (soft tissute subnasale)−코의 하연과 상순의 외형이 만나는점

5. A'(soft tissue A point)−상순의 중앙선의 최심점

6. Ls(upper lip superior)−상순의 점막부 상연의 중앙점

7. ULA(upper lip anterior)−상순의 최전방점

8. Stms(stomion superior)−상순의 최하방점

9. UE(upper embrasure)−상순의 점막이 maxillary incisor와 만나는 점

10. LE(lower embrasure)−하순의 점막이 mandibular incisor와 만나는 점

11. Stmi(stomion inferior)−하순의 최상방점

12. LLA(lower lip anterior)−하순 점막부의 최전방점

13. Li(lower lip inferior)−하순 점막부 하연의 중앙점

14. B'(soft tissue B point)−하순 중앙의 최심점

15. Pog'(soft tissue pogonion)−턱의 연조직 외형의 가장 돌출된 점

16. Me'(soft tissue menton)−menton에서의 수직 기준선과 턱의 연조직 하부의 외형의 교차

17. OR'(soft tissue orbital rim contour)−orbital rim under the pupil

18. CB(soft tissue cheek bone)−malar eminence and a vertical line through lateral canthus

19. SP(soft tissue subpupil contour)−one half of the vertical distance between the orbital rim and alar base

20. AB(soft tissue alar base)−deepest depression at the alar base

21. NTP(neck throat point) or C'(Cervical point)−neck−throat point

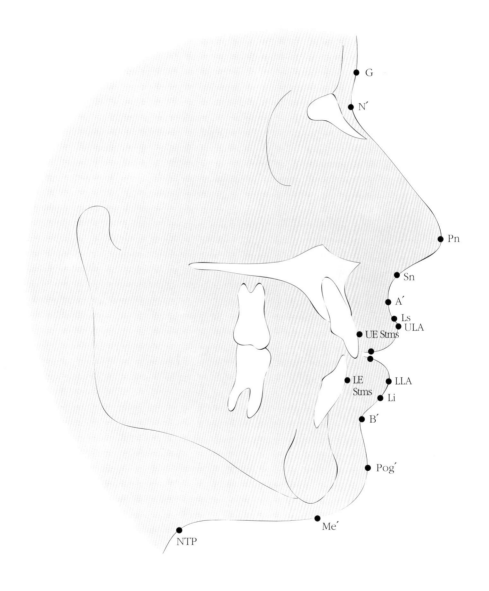

III. 윤곽선 그리기

Glabella 위로부터 자연스러운 윤곽선을 그리면 된다 CB', SP, OR' AB는 윤곽선에 포함시키지 않는다.

Grabella로부터 Stms까지 한번에 그리고 Stmi로부터 NTP까지 한번에 그린다.

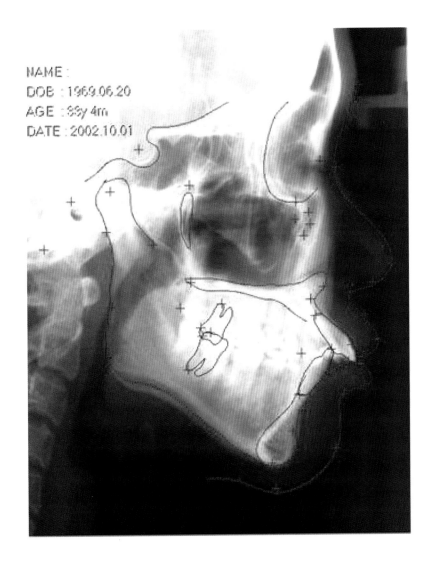

NAME :
DOB : 1969.06.20
AGE : 33y 4m
DATE : 2002.10.01

IV. TVL(true vertical line) 과 THL(true horizontal line)의 그리기

환자의 촬영 시 자세를 natural head position으로 하였다면 TVL과 THL을 긋는 데 아무런 문제점이 없다. 방사선 사진 자체의 가로와 세로가 TVL과 THL에 평행하다고 생각할 수 있기 때문에 Sella를 지나는 horizontal line을 THL 혹은 HOR로 정의할 수 있다. 또한 Sn을 지나는 vertical line을 TVL로 정의할 수 있다. 그림에서 보는 바와 같이 THL은 SN 보다 약 3도 하방에, FH보다 약 5도 상방에 위치하므로 이를 기준으로 보정하여 THL을 구할 수 있다. TVL은 facial projection의 기준선이 되므로 매우 중요한데 임상적으로 maxillary hypoplasia가 의심되는 환자에서는 TVL을 앞으로 이동하여야 하며 그 정도는 harmony value를 참고한다. 임상적으로 NHP을 만들기 힘든 경우나 이미 찍어 놓은 Cephalametiy를 분석하는 경우 FPH을 THL 대신 사용하는 경우도 있다.

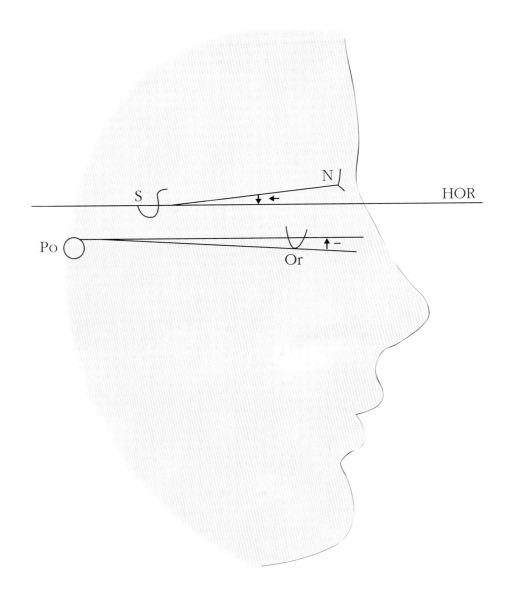

V. 실전정면두개안면계측분석

두개안면방사선계측의 신뢰성을 높이기 위해서 반드시 실제로 환자를 앉혀놓고 실전두개안면계측을 해보는 것이 바람직하며 이것이 힘든 경우에는 환자의 사진을 참조하여야 한다. 이때 보아야 하는 요소들은 다음과 같으며 체크리스트 등을 이용하면 빠짐없이 볼 수 있다.

1. 정면 분석

    1) 수직적인 관계들
        overbite
        interlabial gap
        Mx1(maxillary first incisor) show
        Mx1 show in smile
        Middle 1/3

    2) 중심축 분석
        nasal tip
        philtrum
        Mx11
        Md11
        Chin

    3) facial level
        eye
        Mx canine
        Md, Canine
        Md angle
        Chin

2. 측면분석

    1) high midface
        Gb' (soft tissue glabella)
        OR' (soft tissue orbital rim)
        CB (cheek bone)
        SP (subpupil)

    2) maxillary projection
        NB (nasal base)
        ULS (upper lip support)
        ULA (upper lip anterior)
        NP (nasal projection)

    3) mandibular projection
        LLA (lower lip anterior)
        Pog' (soft tissue pogonion)
        TL (throat length)
        OJ (overjet)

clinical examination

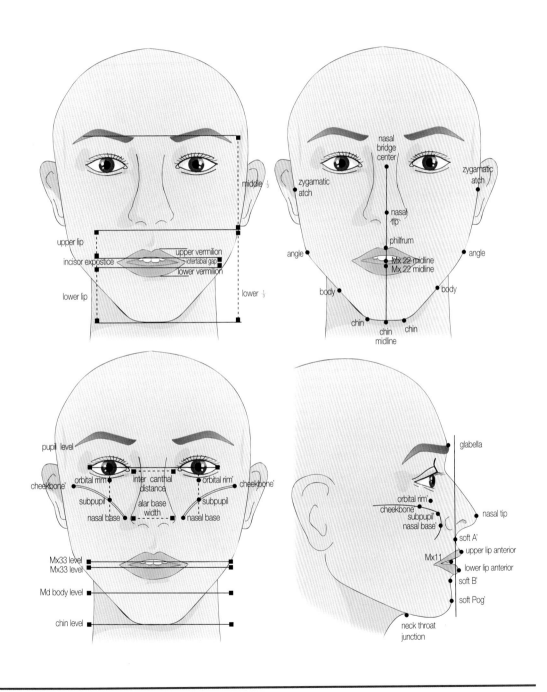

VI. 안면 분석의 실제 이용

이러한 항목들을 정리한 protocol을 사용하면 환자들을 체계적으로 분석하는데 도움이 될 것으로 생각됩니다. 저자가 사용하는 protocol을 소개해본다.

PARK Center for Facial Bone Surgery
Facial Fvaluation Protocol

FRONTAL VIEW

1. Vertical	range	patient	possible ways to normalize vertical				
middle 1/3	60-68mm						
overbite	3mm		LFI	BSSO	crown length change		orhodontics crown torque change
upper lip height	19-22mm						lip length surgery
interiabial gap	1-5mm			BSSO	overbite correction	lip posture change	
lower lip height	42-48mm						chin osteotomy-change height
lower 1/3 height	60-68mm		LFI			submental lipectomy	
Mx incisor exposure (relaxed)	1-5mm				crown length change		crown torque change
Mx incisor exposure (smile)	8 crown to 2 gingiva					lip length surgery	gingivectomy
closed lip	strain less touch	strain redundancy		BSSO	overbite correction		
Mx incisor height	9.5-11.5mm				crown length change		gingivectomy
upper vermilion	6-9mm				lip reconstruction procedure		
lower vermilion	8-12mm						

2. vertical planning	
Mx 1 plan-relaxed lip :	current relaxed exposure____ ±desired change ___ =goal ___ (3-5) (>5mm advancement anticipated? Yes increase impaction)
Mx 1 plan-smile lip :	current smile exposure ____ ±desired change ___ =goal ___ (8 crown to 2 gingiva)
anterior facial plan :	±Mx 1 height change ____ ±overbite change ___ ±chin height change ____ =net ____ OK outline-interlabial gap

3. midlines	Patient			Possible ways to normalize facial midlines			
nasal tip	to right		to left	LFI shorten septum		Isolated septoplasty	
philtrum	to right		to left	Dental midlines measured to philtrum			
Mx 11	to right		to left	LFI		orthodontics	canine cant change
Md 11	to right		to left	BSSO			
chin	to right		to left			chin osteotomy	

4. facial levels	patient						Possible ways to normalize facial levels	
eyes	R down		L down	visualize cant	Y	N	none	
Mx canines	R down		L down	visualize cant	Y	N	LFI-skeletal	Orthodontics-dental
Md canines	R down		L down	visualize cant	Y	N		
Md body level	R down		L down	visualize cant	Y	N	BSSO-skeletal	heat treated HA augmentation
chin level	R down		L down	visualize cant	Y	N		chin osteotomy

5. outline

5. outline	patient							Possible ways to normalize outline				
general	R	W	ovoid	N	long	short	normal	LFI	BSSO	overbite	Genioplasty	lipectomy	Liposuction
forehead	R L prominent normal flat depression				R L Narrow normal wide			Silicone			Medpor	HA augmentation	
temple	R larger wide normal narrow				narrow normal wide larger			Silicone			Medpor	HA augmentation	
z. arch	R larger wide normal narrow				narrow normal wide larger			HA augmentation			Medpor	reduction malarplasty	
z. body	R larger wide normal narrow				narrow normal wide larger			HA augmentation			Medpor	reduction malarplasty	
cheek	R larger wide normal narrow				narrow normal wide larger L			Buccal lipectomy		Perialar augmentation		Fat injection	
alar base width	alar base width _____ mm				intercanthal width _____ mm					alar base cinch		Weir resection	
chin	Normal, narrow wide waist				Normal flat angular					Reduction genioplasty			
Md angle	R larger wide normal narrow				narrow normal wide larger L			Mn contouring	Mn splitting	Midline osteotomy	Botox	Buccal lipectomy Liposuction	Medpor HA Augmentation
Md body	R larger wide normal narrow				narrow normal wide larger L								
Masseter	R larger wide normal narrow				narrow normal wide larger L			Botox		Resection		Augmentation	

PROFILE

1. high midface projection

1. high midface projection	patient					Ways to normalize high midface projection	
Glabella(+/-2 to NA')	Retruded	normal	prominent	R larger	L larger	osteoplasty	
orbital rim(2mm)	flat	soft	normal	prominent	R larger	L larger	heat cured HA augmentation
cheekbone	flat	soft	normal	prominent	R larger	L larger	reduction malarplasty
subpupil	flat	soft	normal	prominent	R larger	L larger	LFI(MSLFI advances more than LFI)

2. maxillary projection

2. maxillary projection	patient							ways to normalize			
facial convexity	concave		flat		Normal(10)		convex			desired move _____ mm	
nasal base	concave	flat	soft	convex	Nasolabial angle	acute	normal	obtuse	LFI	ASO	
ULA to TVL(3.7)	retruded	normal		protruded	Lip	thin	normal	thick			11 torque change	lip thickness change
upper lip support	weak	normal		strong	support	air	teeth	gingiva				desired move _____ mm
nasal projection	high	normal		low	tip	up	normal	down	LFI (MSLFI hortens more than LFI)		rhinoplasty	
nasal length	long	normal		short	dorsal	hump	normal	saddle				

3. mandibular projection

3. mandibular projection	patient							Ways to normalize lip and chin projection					
LLA to TVL	retruded	Normal (2 post)	protruded	labiomental fold		accentuated	flat	Mx 11 torque	LFI	steepen flatten occlusal plane	Md 11 torque	BSSO	chin
Pog' to TVL	retruded	Normal (4 post)	protruded	Pg' to lower lip	retruded	Normal	protruded						submental lipectomy
throat length	short	normal	Long	chin line		sag	straight						
mandibular plane	flat		normal		steep			mandible contouring			augmentation		
mandibular angle	obtuse		normal		steep			angle contouring			augmentation		
masseter	weak		normal		strong			botox			HA augmentation		
overjet	_____ mm (3 mm)	does not indicate source of malocclusion						ortho	LFI		BSSO		

4. Oral & TMJ evaluation

4. Oral & TMJ evaluation	patient				Ways to normalize oral problems		
Crossbite/crowding	none	anterior	posterior		expansion	segmental osteotomy	ortho
TMJ Pain/Sound	right	normal	left		medication	elastics	
mouth opening	_____ mm	_____ fingers			physiottherapy	exercise	

■ 참고문헌

1. Arnett, G. W. and R. T. Bergman (1993). "Facial keys to orthodontic diagnosis and treatment planning. Part I." Am J Orthod Dentofacial Orthop 103(4): 299-312.

2. Arnett, G. W. and R. T. Bergman (1993). "Facial keys to orthodontic diagnosis and treatment planning--Part II." Am J Orthod Dentofacial Orthop 103(5): 395-411.

3. Arnett, G. W. and M. J. Gunson (2004). "Facial planning for orthodontists and oral surgeons." Am J Orthod Dentofacial Orthop 126(3): 290-5.

4. Arnett, G. W., J. S. Jelic, et al. (1999). "Soft tissue cephalometric analysis: diagnosis and treatment planning of dentofacial deformity." Am J Orthod Dentofacial Orthop 116(3): 239-53.

5. Arnett, G. W., R. G. Kreashko, et al. (1998). "Correcting vertically altered faces: orthodontics and orthognathic surgery." Int J Adult Orthodon Orthognath Surg 13(4): 267-76.

6. Lundstrom, F. and A. Lundstrom (1992). "Natural head position as a basis for cephalometric analysis." Am J Orthod Dentofacial Orthop 101(3): 244-7.

18. 연부조직 두부방사선 분석

앞에서 설명한 바와 마찬가지로 soft tissue cephalometry에 특정적인 landmark들은 방사선 촬영 전에 marking하여야 한다. 이와 같이 각 점을 표시한 다음 5가지 영역으로 나누어 안면을 분석한다.

I. Dentoskeletal factors

악골과 치아와의 관계로 상악, 하악에 대한 incisor의 각도와 앞니 끝점사이의 수직, 수평 거리로 표시된다. 전체적으로 술후 최종적인 안모의 모습을 결정하게 되므로 주의깊게 관찰하여야 한다.

1. Mx1 to Mx occlusal plane−위 앞니의 각도, maxillary hypoplasia의 경우 각도가 감소한다.
2. Md1 to Md occlusal plane−아래 앞니의 각도, prognathism으로 인한 compensation시 앞니의 각도가 증가한다. 양악 돌출증의 경우에는 경사가 감소하는 경우가 많다.
3. Overbite
   우리나라에서는 흔하지 않지만 Class II의 경우에 deep bite로 수치가 증가하며 약간의 하악전돌증이나 양악전돌증인 경우 edge bite로 그 overbite가 감소하며 open bite의 경우에는 negative overbite가 된다.
4. Overjet
   윗이에서 아래이의 수평거리로 하악전돌증의 경우에는 하악 치아가 앞으로 돌출하게 되어 negative overjet가 된다.

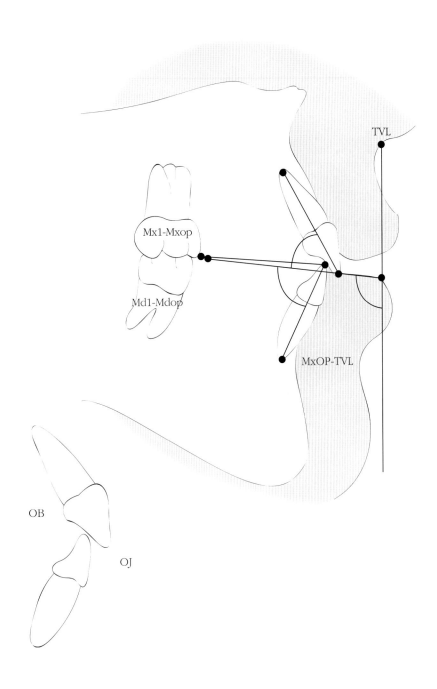

II. soft tissue structures

연부조직의 두께를 나타내며 앞니의 각도를 변하는 경우에 따라서 변하게 되며 그밖에도 교정 전후, 수술 전후에 변하게 되며 연부조직이 얇은 경우 골조직에 대한 대응성이 증가한다.

1. upper lip thickness
2. lower lip thickness
3. pogonion-pogonion'
4. menton-menton'
5. nasaolabial angle

soft tissue structures

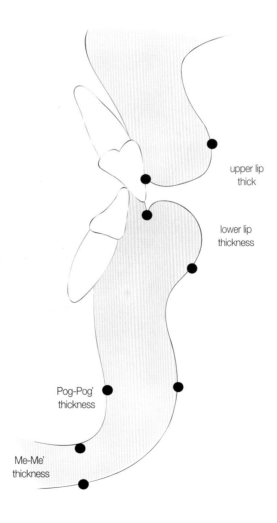

upper lip
thick

lower lip
thickness

Pog-Pog'
thickness

Me-Me'
thickness

III. facial length

연부조직 각부분에 대한 길이로서 안면의 비율과 조화를 나타낸다. 안정 시 interlabial gap은 약 2mm 정도가 정상으로 이것이 증가한 경우 upper lip length가 정상 범위라면 maxillary height가 증가되었음을 의미하며 smile시에만 interlabial gap이 증가되어 있다면 lip elevator muscle의 hyperactivity로 인한 gummy smile을 고려하여야 한다. Nasion'-Menton', maxillary height 가 과도하게 증가되어 있는 경우 long face syndrome을 고려하여야 한다.

1. Nasion'-Menton'
2. Interlabial gap
3. Upper lip length
4. Lower lip length
5. Mx1 exposure
6. Maxillary height
7. Mandibular height

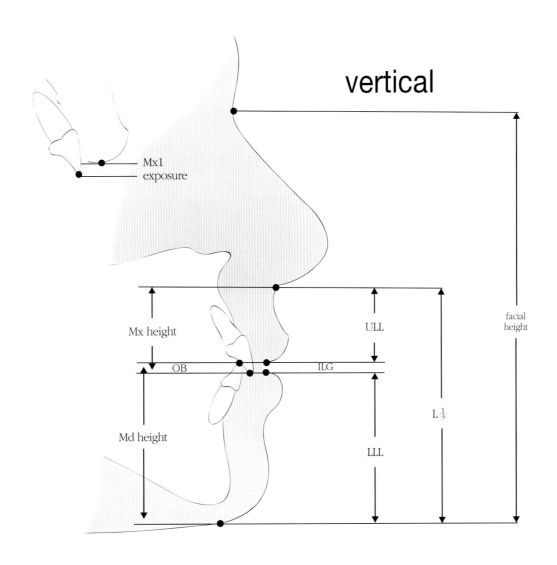

IV. TVL에 대한 projection

실제로 soft tissue cepohalometry에서 가장 중요하고 특이한 부분이다. 그 기준점으로 사용되고 있는 TVL(true vertical line)은 subnasale로부터 내려 그은 THL에 대한 수선이다. 이 점을 기준으로 각 soft tissue landmark의 전후 위치를 판단함으로써 비교적 간단하게 profile을 평가할 수 있다. Upper lip과 lower lip은 각각 약, 5mm, 2.5mm 앞에 위치하며 A-point, B-point, pogonion'은 각각 약 0.4mm, 5mm, 3mm 후방에 위치한다.

TVL의 위치에 따라서 모든 값이 변할 수 있으므로 임상적으로 maxillary hypoplasia가 의심되는 환자에서는 TVL을 앞으로 이동하여야 한다. 이러한 문제점을 해결하기 위해 각 landmark, 수치들 간의 관계를 표시하는 harmony value를 이용한다.

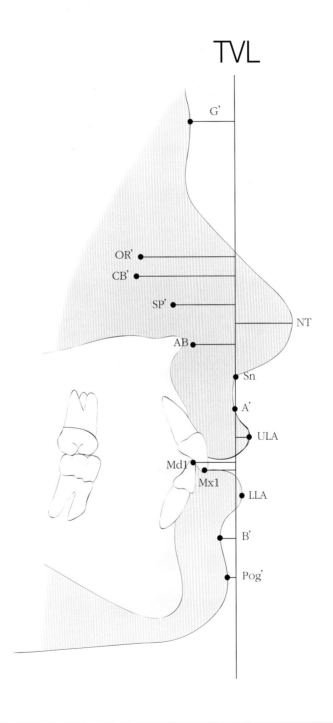

V. harmony value

얼굴의 각 부분간의 조화 수치로서 TVL로 부터의 수평거리차로 나타낸다.

1. Sn to Pog', A' to B', ULA to LLA 등은 상악과 하악에서 서로 대칭적인 위치에 있는 수치를 비교하여 상악과 하악의 관계를 나타내게 되며 하악전돌증의 경우에는 수치가 작아지며 양악전돌증의 경우는 정상이다.
2. 하악에서 턱끝점을 기준으로 하여 Md1, LLA, B', 등의 위치를 나타내게 되며 양악치조골전돌증에서는 Md1, LLA가 증가하며 세 수치 모두가 일관되게 증가하거나 감소한 경우에는 microgenia, macrogenia를 의심하여야 한다.
3. 얼굴 전체의 조화를 보는 항목으로 G'을 기준으로 하여 A', Pog'의 거리와 facial angle(G' - Sn-Pog')로 나타낸다.

harmony

total face(facial angle)
forehead to Mx(G' -A')
forehead to chin(G' -Pog') ── total facial harmony

orbit to Mx(OR-A')
orbit to chin(OR-Pog') ── orbit to jaw harmony

Sn to chin(Sn-Pog')
Mx to Md(A' -B')
lip to lip(ULA-LLA) ── interjaw harmony

lower incisor to chin(Md1-Pog')
lower lip to chin(LLA-Pog')
Md to chin(B' -Pog')
thrroat length(NTP-Pog') ── intra mandibular harmony

VI. 정상값

soft tissue cephalometry의 정상값은 성별, 인종별로 약간의 차이가 있으나 대부분의 경우에 큰 문제가 되는 정도는 아니다. 일반적으로 동양인은 interlabial gap이 적으며 occlusal plane이 더 steep하므로 lower lip anterior, Pog'이 후방에 위치하는 경향이 있다. 일본에서는 Watanabe, 우리 나라에서 Choi등에 의해 정상값이 조사되었으므로 가능하면 이를 참조하는 것이 좋겠다.

Table 1. Soft tissue cephalometric analysis

	Mean±SD Caucasian females	Mean±SD Caucasian males	Mean Korean female
Dentoskeletal factors			
Mx occlusal plane	95.6±1.8	95.0±1.4	
Mx 1 to Mx occlusal plane	56.8±2.5	57.8±3.0	55.16
Md1 to Md occlusal plane	64.3±3.2	64.0±4.0	65.9
Overjet	3.2±4	3.2±6	2.82
Overbite	3.2±7	3.2±7	2.02
Soft tissue structure			
Upper lip thickness	12.6±1.8	14.8±1.4	
Lower lip thickness	13.6±1.4	15.1±1.2	
Pogonion-Pogonion	11.8±1.5	13.5±2.3	
Menton-Menton	7.4±1.6	8.8±1.3	
Nasolabial angle	103.5±6.8	106.4±7.7	90.36
Upper lip angle	12.1±5.1	8.3±5.4	
Facial length			
Nasion'-Menton'	124.6±4.7	137.7±6.5	
Upper lip length	21.0±4.7	24.4±2.5	24.12
Interlabial gap	3.3±1.3	2.4±1.1	1.5

Lower lip length	46.9±2.3	54.3±2.4	46.8
Lower 1/3 of face	71.1±3.5	81.1±4.7	72.64
Overbite	3.2±7	3.2±7	
Mx1 exposure	4.7±1.6	3.9±1.2	2.73
Maxillary height	25.7±2.1	28.4±3.2	
Mandibular height	48.6±2.4	56.0±3.0	

Projections to TVL

Glabella	-8.5±2.4	-8.0±2.5	
Orbital rims	18.7±2.0	-22.4±2.7	
Cheek bone	-20.6±2.4	-25.2±4.0	
Subpupil	-14.8±2.1	-18.4.0±1.9	
Alar base	-12.9±1.1	-15.0±1.7	
Nasal projection	16.0±1.4	-17.4±1.7	13.53
Subnasale	0	0	
A point	-0.1±1.0	-0.3±1.0	-0.39
Upper lip anterior	3.7±1.2	3.3±1.7	4.91
Mx1	-9.2±2.2	-12.1±1.8	
Md1	-12.4±2.2	-15.4±1.9	
Lower lip anterior	1.9±1.4	1.0±2.2	2.45
B point'	-5.3±1.5	-7.1±1.6	-4.55
Pogonion'	-2.6±1.9	-3.5±1.8	-2.9

19. 돌출입 환자의 분석

I. 38세 여자 환자로 입부분이 앞으로 튀어나온 것을 주소로 내원하였다.

II. 이학적 검사 및 실전 정면두개안면분석

Incisor show 0 mm로 deep bite 소견을 보였으나 midline, facial level은 정상 소견을 보이는 상태였다.

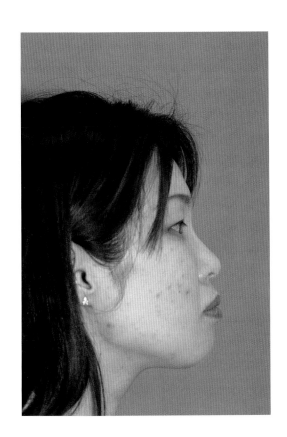
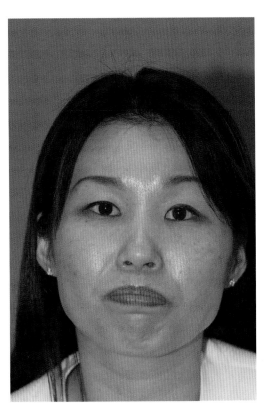

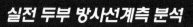

III. cephalometry

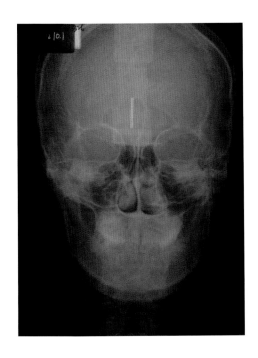
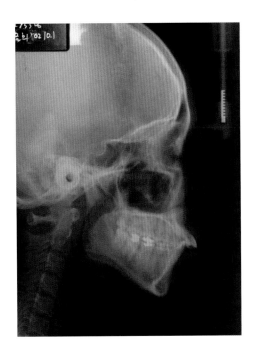
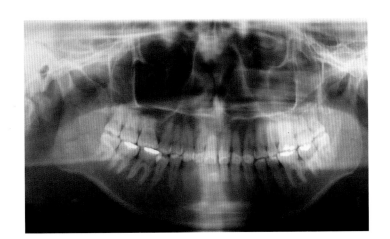

IV. cephalometry 투사

Soft tissue Landmark tracing 을 시작하였다. 이때 필요한 landmark를 profile contour를 따라 G′, N′, OR′, CB′, SP, NB, Pn, Sn, A′, Ls, ULA, Stms, UE, LE, Stmi, LLA, Li, B′, Pog′, Me′ 의 순서로 위에서 아래로부터 표시한다. Soft tissue A point와 soft tissue B-point를 잡는데 어려움이 있을 수 있는데 skeletal A point와 B point에서 soft tissue 쪽으로 수선을 내린 점이라고 생각하면 편리하다. Upper and lower embrasure는 입술의 음영을 가능한 안쪽으로 따라 들어간 점에 표시하면 된다. OR′, CB′, SP, NB 은 미리 gold plate로 marking 한 경우에만 tracing이 가능하다. Tracing이 끝나면 THL과 TVL을 그리고 필요한 각 부분간의 거리를 재어야 한다. 이 때 computer의 도움을 받을 수 있다면 편리하다. 각 부분간의 거리를 정상치가 표시되어 있는 표에 기입하고 이를 서로 비교하며 분석을 시작한다.

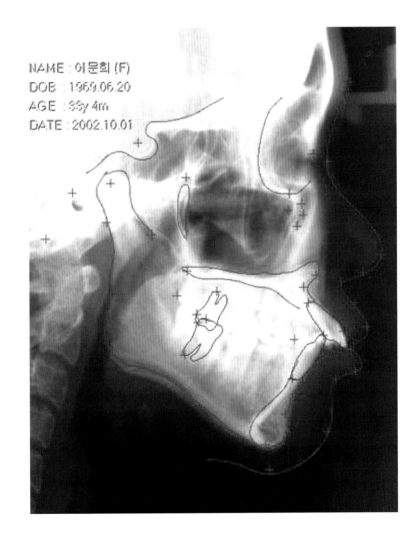

NAME : 이문희 (F)
DOB : 1969.06.20
AGE : 33y 4m
DATE : 2002.10.01

V. cephalometry 분석

1. dentoskeletal 분석

환자의 dentoskeletal 분석 상에서 Mx1 tooth의 inclination이 심하게 증가되어 있는 사항이 눈에 띄며 그 이외에도 Md1 incisor도 inclination증가되어 있고 overjet가 증가되어 있는 소견을 보인다. 이 부분은 교정과적 치료가 요구되는 경우가 많지만 anterior segmental osteotomy시 anterior segment의 inclination을 변화시켜 조절하는 것도 가능하다.

NAME : 이문희
SEX : Female
DOB : 1969.06.20
AGE : 33y 4m
DATE : 2002.10.01

STCA

Measure Name	Mean	S.D.	Data
Mx occlusal plane	95.6	1.8	102.26
Mx1 to Mx occlusal plane	55.16	3.48	35.97
Md1 to Md occlusal plane	65.91	3.8	59.27
overjet	2.82	0.87	10.04
overbite	2.02	0.67	2.94

2. soft tissue structure

Soft tissue의 두께는 menton과 pogonion에서는 약간 증가되어 있으며 upper lip에서는 감소되어 있는 소견을 보이며 nasolabial angle은 acute한 양상을 보이는데 이는 incisor의 돌출에 의한 secondary change로 보인다.

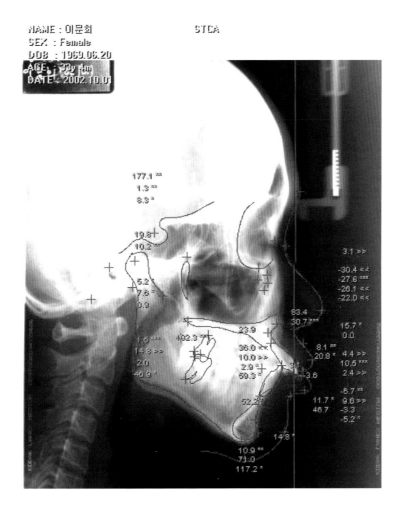

Measure Name	Mean	S.D.	Data
upper lip thickness	12.19	1.39	8.13
lower lip thickness	13.63	1.36	17.85
pogonion-pogonion'	11.8	1.5	14.77
menton-menton'	7.4	1.6	10.95
nasolabial angle	90.36	8.1	83.45
upper lip angle	12.1	5.1	30.71

3. facial length

환자의 vertical height analysis는 mandible, maxilla 모두에서 약간 증가된 값을 보이나 overbite의 증가, incisor inclination의 증가, interlabial gap의 감소로 인하여 lower 1/3 face height는 정상에 가까운 값을 나타낸다.

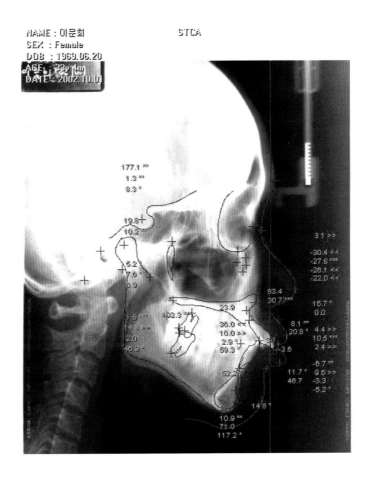

Measure Name	Mean	S.D.	Data
nasion'-menton'	124.7	4.7	117.23
upper lip length	24.14	1.69	20.79
interlabial gap	1.52	6.03	-3.57
lower lip length	46.84	6.37	46.68
lower 1/3 of face	72.64	3.34	71.04
overbite	2.02	0.67	2.94
Mx1 exposure	2.73	1.17	3.07
maxillary height	25.7	2.1	23.86
mandibular height	48.6	2.4	52.2

4. projection to TVL

TVL에 대한 profile을 보면 A-point, ULA, Mx1 등의 maxillary landmark들이 많이 돌출되어 있는 양상을 보이며 LLA, B-point 등의 mandibular landmark 역시 돌출되어 있는 모습을 보인다. 이에 비해 high midface projection을 나타내는 OR', CB, SP, AB등은 매우 감소한 양상을 보이는데 이는 동양인의 인종적 특징이 주된 원인으로 생각된다.

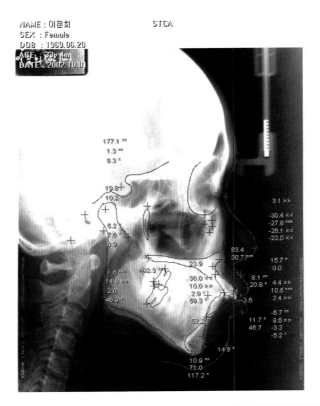

Measure Name	Mean	S.D.	Data
glabellar	-8.5	2.4	3.1
orbital rim	-18.7	2	-30.39
cheek bone	-20.6	2.4	-27.82
subpupil	-14.8	2.1	-26.07
alar base	-12.9	1.1	-21.99
nasal projection	13.53	1.76	15.68
subnasale	0	2	0
A point'	-0.39	0.48	4.36
upper lip anterior	4.91	1.41	10.52
Mx1	-9.2	2.2	2.43
Md1	-12.4	2.2	-6.74
lower lip anterior	2.45	1.64	8.06
B point'	-4.55	2.31	-3.28
pogonion'	-2.9	2.21	-5.24

5. Harmony value

마지막으로 harmony value에서는 intramandibular harmony에서 LLA가 돌출된 모습을 보이며 inter jaw relation은 비교적 안정되어 있고 OR' to Pog', Sn to Pog, facial angle' 의 증가된 모습을 보여 chin이 상대적으로 setback되어 있음을 나타내고 있다.

6. 최종 평가

결론적으로 환자는 bimaxillary protrusion을 양상을 보이며 maxillary and mandibular incisor inclination의 증가와 deep bite소견을 보이고 이차적으로 lip thickness의 감소와 상대적으로 maxillary hypoplasia 및 chin set-back의 소견을 보인다.

따라서 수술 전에 심하게 incline되어 있는 incisor에 대한 교정 치료와 함께 maxillary and mandibular anterior segmental osteotomy를 통하여 돌출되어 있는 부분을 setback 시키고 필요한 경우 lingual rotation시켜주는 수술이 필요할 것으로 생각된다. 또한 이러한 setback의 양에 따라 advancement genioplasty의 필요 여부도 고려해야 할 것으로 생각된다.

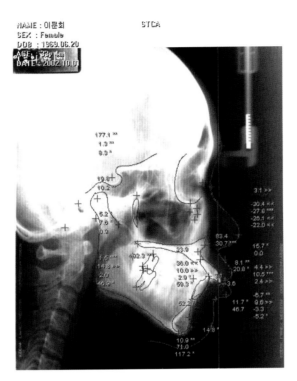

Measure Name	Mean	S.D.	Data
facial angle'	169.3	3.4	177.07
G' to A'	8.4	2.7	1.26
G' to Pog'	5.9	2.3	8.35
OR' to A'	18.5	2.3	19.79
OR' to Pog'	16	2.6	10.18
Sn to Pog'	3.2	1.9	5.24
A' to B'	5.2	1.6	7.64
ULA to LLA	1.8	1	2.46
Md1 to Pog'	9.8	2.6	1.5
LLA to Pog'	4.5	2.1	13.31
B' to Pog'	2.7	1.1	1.96
NTP to Pog'	58.2	5.9	46.93

VI. 수술 계획

1. Maxilla

Maxilla ASO	13(right upper canine)	11(right upper central incisor)	21(left upper central incisor)	23 (left upper canine)
AP change	-7	-6.2	-6.9	-6.6

Maxilla ASO	13(right upper canine)	11(right upper central incisor)	21(left upper central incisor)	23 (leftt upper canine)
Vertical change	-1	+1	+1	-1

2. Mandible

Mandible ASO	43(right lower canine)	41(right lower central incisor)	31(left lower central incisor)	33 (left lower canine)
AP change	-7	-6.2	-6.9	-6.6

Mandible ASO	43(right lower canine)	41(right lower central incisor)	31(left lower central incisor)	33 (left lower canine)
Vertical change	-0.7	-0.3	-0.5	-1.3

즉 상악은 약 7mm, 하악은 5mm 가량 setback 하며 상악의 incisor inclination을 증가시켜 incisor는 약 1mm elongation, canine은 1mm impaction시키도록 한다.

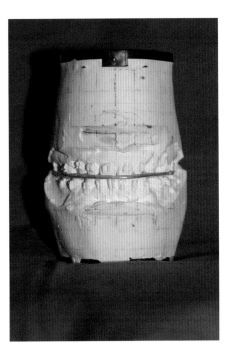

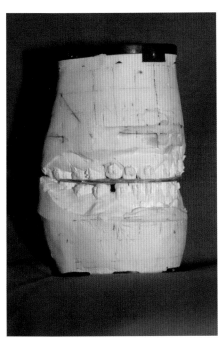

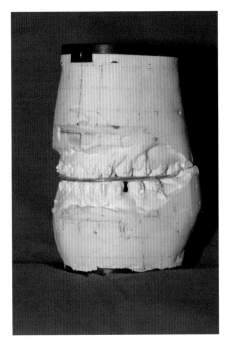

VII. 수술 후 결과

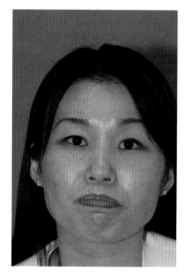
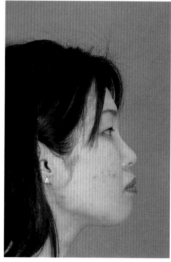
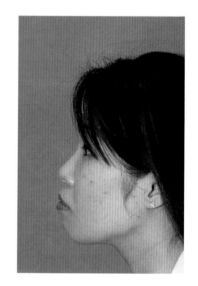

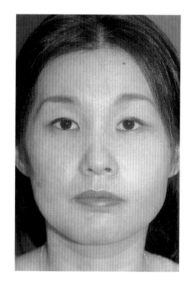
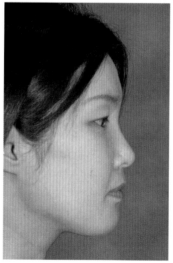
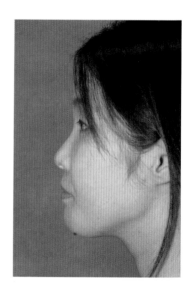

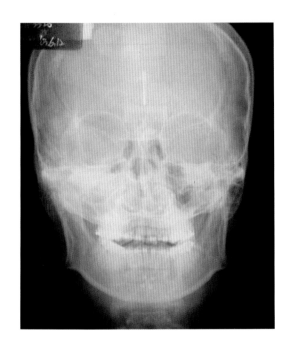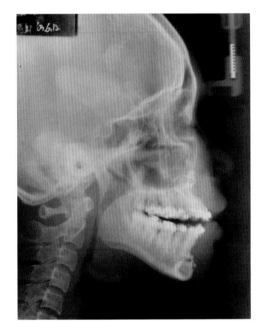

부록 두부안면방사선계측치

정상 한국 성인의 두부안면방사선 계측치

1. Ricketts analysis

Measurements	Unit	Mean	SD
Mx 1,to A-Pog	(mm)	7.97	2.25
Mx 1,to FH	(dg)	116.1	5.66
Mx 6,to PTV	(mm)	5	3.62
Md 1, to A-Pog	(mm)	4.61	2.17
Md 1, Inclination	(dg)	27.13	4.41
Md 1,Extrusion	(mm)	0.74	0.65
Hinge Axis Angle	(dg)	89.67	6.03
Inter-incisor Angle	(dg)	124.0	8.12
Molar Relation	(mm)	9	0.89
Incisor Overjet	(mm)	-1.56	0.97
Incisor Overbite	(mm)	3.55	1.07

2. Downs analysis

Measurements	Unit	Mean	SD
Facial Angle	(dg)	89.00	2.74
Angle of Convexity	(dg)	3.00	4.56
A-B Plane Angle	(dg)	-4.19	2.51
Mandibular Plane	(dg)	23.50	5.01
Y-Axis	(dg)	61.36	2.92
Cant of Occl. Plane	(dg)	8.25	3.61
Inter-incisal Angle	(dg)	124.09	8.12
Incisor-Occl. Plane	(dg)	21.48	5.84
Inc.-Mand.Plane	(dg)	6.22	6.45
Mx 1-A-Pog	(mm)	7.96	2.26
Max. Plane to A-B	(dg)	85.87	4.04
Palatal Plane Angle	(dg)	22.45	5.13

Measurements	Unit	Mean	SD
Facial Angle	Male	88.94	2.85
	Female	89.07	2.62
Angle of Convexity	Male	2.36	4.39
	Female	3.65	4.65
A-B Plane Angle	Male	3.98	2.46
	Female	4.40	2.53
Mandibular Plane	Male	22.74	5.28
	Female	24.26	4.62
Y-Axis	Male	61.72	3.00
	Female	61.01	2.80
Cant of Occl.Plane	Male	7.74	3.79
	Female	8.82	3.34
Interncisal Angle	Male	124.37	7.94
	Female	123.82	8.30
Incisor-Occl.Plane	Male	21.63	5.88
	Female	21.33	5.81
Inc.-Mand.Plane	Male	6.59	6.64
	Female	5.85	6.25
Mx1-Apo	Male	8.07	2.22
	Female	7.86	2.29
Max.Plane Angle	Male	86.00	4.06
	Female	85.74	40.2
Palatal Plane Angle	Male	21.71	5.43
	Female	23.18	4.72

3. Steiner analysis

Measurements	Unit	Mean	SD
SNA	(dg)	82.05	3.22
SNB	(dg)	79.79	3.12
ANB	(dg)	2.26	1.79
Mx 1-NA	(mm)	7.67	2.46
Mx 1-NA Angle	(dg)	25.75	5.69
Md 1-NB	(mm)	7.93	2.40
Md 1-NB Angle	(dg)	27.87	5.44
PO-AB	(mm)	1.87	1.38
Occlusal Plane-SN	(dg)	16.59	4.08
GO-GN-SN	(dg)	31.80	5.53
Inter-incisor Angle	(dg)	124.09	8.12
Wits Appraisal	(mm)	-2.49	2.48
Calculated ANB	(mm)	4.03	1.28

Measurements	Unit	Mean	SD
SNA	Male	82.48	3.23
	Female	81.62	3.15
SNB	Male	80.42	3.11
	Female	79.17	3.01
ANB	Male	2.05	1.75
	Female	2.46	1.82
Mx1-NA	Male	8.03	2.40
	Female	7.32	2.47
Max 1-NA Angle	Male	26.24	5.46
	Female	25.26	5.88
Md 1-NB	Male	7.99	2.44
	Female	7.87	2.37
Md 1-NB Angle	Male	27.32	5.37
	Female	28.43	5.46
PO-NB	Male	2.12	1.35
	Female	1.62	1.36
Occlusal Plane-SN	Male	15.24	3.93
	Female	17.92	3.78
GO-GN-SN	Male	30.29	5.47
	Female	33.30	5.16
Inter-incisor-Angle	Male	124.37	7.95
	Female	123.81	8.30
Wits Appraisal	Male	-2.24	2.50
	Femal	-2.74	2.44
calculated ANB	Male	3.89	1.30
	Female	4.17	1.25

4. McNamara analysis

Measurements	Unit	Mean	SD
A to N-1 FH	(mm)	0.43	3.33
Mx 1 to A-1 FH	(mm)	6.85	2.37
Md 2 to A-Pogonion	(mm)	4.62	2.17
Pog to N-1 FH	(mm)	-2.17	5.89
Facial Axis	(dg)	-3.70	3.49
Mandibular Plane	(dg)	23.50	5.04
Lower Ant Fac Height	(mm)	73.84	5.19

Measurements	Unit	Mean	SD
A-to N-1 FH	Male	0.01	3.51
	Female	0.85	3.09
Mx1 to A-1 FH	Male	7.05	2.39
	Female	6.64	2.33
Md1 to A-Pogonion	Male	4.68	2.23
	Female	4.55	2.11
Pogonion to N-1 FH	Male	-2.39	6.33
	Female	-1.96	5.43
Facial Axis	Male	-3.76	3.41
	Female	-3.65	3.58
Mandibular Plane	Male	22.75	5.28
	Female	24.24	4.69
Lower Ant Fac Height	Male	76.34	4.68
	Female	71.37	4.44

Index

M

N

O

P